脳がいきいき
元気になる

大人の折り紙

監修 ◆ 工藤千秋
くどうちあき脳神経外科クリニック院長

著者 ◆ 石川眞理子

永岡書店

「折り紙療法」で脳全体をイキイキ元気に

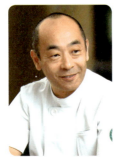

医療法人社団 くどうちあき脳神経外科クリニック 理事長・院長

工藤千秋

くどうちあき ◆ 脳神経外科専門医であるとともに、認知症認定医・指導医。現在は認知症治療に情熱を傾け、心に迫る医療を施すことを信条としている。漢方薬処方にも精通し、日本アロマセラピー学会認定医でもある。

折り紙が脳を活性化!? 折り紙が脳にいい理由

指を動かすことで脳の大部分を刺激する

よく、「指を動かすとボケない」などといわれますが、これは医学的に見ても、そう間違ってはいないかもしれません。

みなさんは、人間の脳の中で、指や手に関する神経がどれくらいあるのかをご存知ですか。実は、大脳の中で、**3分の2が指や手に対応する神経なのです**。手を動かすことは、ほかの部位、たとえば足を動かすよりも、はるかに脳を刺激する場所が広いのです。

医学的に見ると、ある部位を集中的に使えば、それに対応する脳の神経が元気になるということがわかっています。**折り紙で指を動かせば、それに対応する脳の部位は確実に元気になる**ということです。もの忘れや意欲の低下など、すべての認知症の改善や予防につながるとはいえませんが、高齢になって、鈍くなった指先を動かす能力を活発にしてくれるでしょう。

そして前述しましたが、指や手の動きに対応する脳は、脳の広範囲を占めています。**指や手を動かすことが脳の半分以上を活性化する**可能性は、大いにあり得ます。

折り紙以外にも、編み物や切り絵、刺繍など、指先を動かす作業はいくつもあります。その中で、とくに折り紙は、子どものころからなじみがあり、いつでもどこでも気軽に始められるのがよいところ。ぜひ脳活として折り紙を取り入れてみてください。

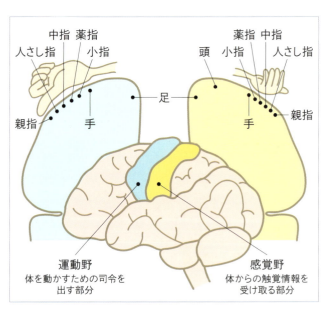

カナダの脳外科医ペンフィールドの実験によって、人間の脳は手や指に対応する部分がとても広いことがわかっています。

非単純作業の繰り返しが脳全体を刺激する

折り紙で脳を刺激するなら「継続は力なり！」。何度も繰り返して、折り紙の習慣を身につけてほしいと思います。高齢になると、集中力が低下していきます。そんな人には、計算ドリルのような単純作業よりも、折り紙がぴったりなのです。なぜかといえば、折り紙は**非単純作業の繰り返し**だからです。折り紙が脳にどんな刺激を与えるのかを見てみましょう。

❶「ここを折る」と目で見る→❷目で見た情報がうしろの脳（後頭葉の視覚野）に入る→❸視覚情報が頭頂部の手を動かす脳（運動野）に流れる→❹情報が左右クロスして、右脳が左手、左脳が右手に命令を出す→❺手が動く→❻「折り目ができたな」と確認する（頭頂葉）→❼次の行程へいく。

折り紙は❶〜❼の流れを何度も繰り返しますが、山折りだったり、谷折りだったりと同じ行程が続くことはありません。これが脳にとっては、次から次に変わるエキサイティングな刺激になるのです。

しかも、折り紙には想像力を喚起させるよさがあります。「次はどういう形かな」「できあがりはこんなかな」といった想像力は脳の前頭葉を刺激します。

折り紙は指を動かす作業なので、直接関係しているのは脳の指を司っている運動野ですが、❶〜❼を何度も繰り返すことでさまざまな脳の部位を使っているのです。

このように脳全体を刺激する折り紙は、ボケ防止になる老後の趣味の一環ではなく、**「折り紙療法」**といっても過言ではないと思います。

五感を刺激して、豊かな感情を呼び起こす

昔の記憶を思い出すことで脳が活性化

ここで質問です。みなさん、小さいころに折り紙に親しんだ記憶がおありだと思います。「コップ」と「やっこさん」の折り方を覚えていますか？ 覚えている人は折ってみましょう。※折り方は6〜7ページに紹介しています。

なぜこんな質問をしたかというと、あるものをきっかけに、それにまつわる記憶を思い出すことで脳が活性化するからです。これは**「思い出し療法」**といわれているもので、認知症の治療の現場でも用いられる方法です。

人間は高齢になるにつれ、しだいに喜怒哀楽が乏しくなります。子どものころに折った作品を折ることが、「友人といっしょに折って楽しかった」「当時は10歳だったなあ」「やっこさんを好きな人にもらってうれしかった」など、昔の記憶や豊かな感情を引き出す刺激、フックになるのです。とくに、伝承といわれる伝統的な折り紙作品は思い出し療法に使えます。本書でも、ふうせん、手裏剣、はばたく鶴など伝承といわれている作品が掲載されています。折るだけではなく、ぜひ当時の記憶もいっしょに思い出してみましょう。

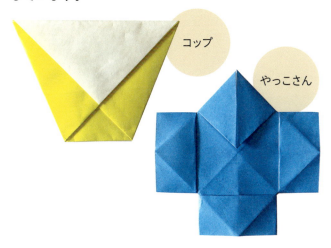

コップ

やっこさん

折り紙は五感を刺激する

高齢の方が折り紙を手にとると、「わあ、懐かしい。いい香リ！」という第一声が上がります。香リとは、パッケージから折り紙を出したときにふわっと香る印刷の匂いです。いまの高齢者が子どもだったころは戦後まもなく。その時代の人にとって折り紙の印刷の香リはとても懐かしいもののようです。

指でさわった感覚は指の神経、末梢神経を通過して脳にたどりつきますが、香リは鼻からダイレクトに脳へ届きます。そのため、ほかの感覚よりも直接脳の神経を刺激するのです。そんな香リの効果を期待したアロマ療法は医療や介護の現場でも用いられています。

折り紙はほかにも、「折るときのかさかさいう音が心地よい（聴覚）」「きれいな色や柄の折り紙を折る（視覚）」「紙の手触りを楽しみながら折る（触覚）」など、人間の五感を刺激します。五感の刺激は脳の活性化にもつながります。

残念ながら味覚だけはありませんが、おいしいお茶を飲みながら折り紙を楽しむのもいいかもしれませんね。

脳がよろこぶ、おすすめの折り紙習慣

中級の作品に挑戦することが継続のコツ

最初は難しすぎず簡単すぎない作品に挑戦してみましょう。簡単すぎると飽きてしまいますが、逆に難しすぎる作品は脳にとってフラストレーションになります。まずは本書の初級～中級レベルの作品にトライしてみましょう。

作品が完成すると、「うれしい！」「楽しい！」という気持ちになりますね。するとドーパミンやセロトニンなどのホルモンがどっと分泌します。ドーパミン、セロトニンは神経や血管を新しく作ったり、こわれかけた神経の修復を促します。そして、これらのホルモンが出ると脳は気分がよくなります。これが成功体験となって記憶され、もっと折り紙を折ってみようと思うのです。これが三日坊主を防ぐコツにもなります。

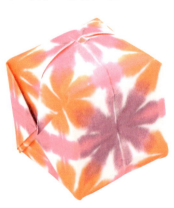

集中と継続がポイント

最初はとにかく集中です。前述した「見る→情報が脳に伝わる→脳から指令を出す→手を動かす」というサイクルのリズムを乱さずに繰り返すことが大切です。そして、一度完成したら終わりではなく、何度も作ってみることをおすすめします。慣れてきたなと思ったら、音楽をかけたり、お茶を飲んだりと、より楽しく折り紙のできるような環境づくりにも気を配ってみましょう。「もうちょっと難しいレベルに挑戦してみたいな」と余裕が出てきたら、上級編を試してみてもよいでしょう。

折るときにはひとりよりも仲間といっしょに折るのが楽しいですね。もしみなさんのご家族が、「私もやるからいっしょにやってね」と言ってくれたら、興味ややる気がわいてきます。それが逆に、「この本、やってみて。私は忙しくてできないけれど」と突き放されたらどうでしょう。「こんな難しいのはわかんないわ」と諦めてしまうかもしれません。

自分用に本書を手にとった方も、誰かに本書をすす

める方も、できたら家族や仲間といっしょに折り紙の世界に踏み込んでみましょう。ただ、あくまでも実際に折るのは一人ひとり。隣の人とおしゃべりしながら折るのではなく、最初はひたすら集中してくださいね。

脳の活発な朝9時に 10分間がおすすめ

いくら非単純作業といっても、とくに高齢になればなるほど、なかなか集中力は持続しません。

高齢の人の中には朝の4～5時に起床するという方も多いと思いますが、その場合、午前9時ごろが脳の一番さえている時間です。その脳がさえている時間に、毎日10分間、折り紙を続ける努力をしましょう。

くれぐれも夕方以降、脳が疲れているときにやろうとしないこと。朝に比べると集中できませんし、うまくできないと脳のやる気をそいでしまいます。

折り紙は想像力を豊かにし、 若々しさを保ってくれる

本書は「飾る」「贈る」「役立つ」「遊ぶ」の4章のテーマで構成されています。これらに共通していえるのは、想像力です。「どんなふうにきれいに飾ろうかな」「どんなものを贈れば喜んでもらえるかな」「何に役立てようかな」「何をして楽しく遊ぼうかな」。そうした豊かな想像力は、人間らしさを保ってくれます。

高齢になってくると、誰もが想像力が低下していきます。想像力が低下するとしだいに意欲もなくなります。すると部屋を暗くしたまま、起きて、食べて、寝るの単調な日々を繰り返しがちになってしまうのです。できればいつまでも人間らしく、イキイキと若々しく毎日をすごしたいものです。そのために本書をぜひ活用してください。

本書の作品を折ることで指の機能を司っている脳の活性化にはもちろんなります。さらに章ごとにページをめくりながら、あふれる想像力やわくわくするような気持ちも大切にしていただきたいと思います。

① 枚の紙からいろんな形になる折り紙。年齢関係なく、いつでも、どこでも楽しめます。上手に折れなくても大丈夫！ 手や指を動かすきっかけだと思って、気軽に始めてみましょう。折りすじをきちんとつけることで、その後がとても折りやすくなります。アイロンをかけるイメージで折り目をつけてみましょう。きれいに折れると、達成感も生まれます。

同じ作品でも色や柄でガラッと雰囲気が変わります。捨てられずにいたきれいな包装紙を使うのもおすすめです。

できあがった作品はインテリアとして飾ったり、ちょっとしたプレゼントにしてもいいですね。お友だちとのコミュニケーションにもぴったりです。毎日のお茶のお供に折り紙はいかがですか。折り紙習慣をつけて、人生を豊かに楽しんでください！

手を動かすきっかけに 折り紙習慣 始めてみませんか？

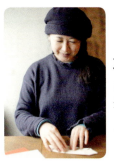

石川眞理子
いしかわ☆まりこ
造形作家

コップとやっこさん、覚えていますか?

コップもやっこさんも、誰もが一度は折ったことや見たことのある
懐かしい折り紙ですね。
忘れていたという人も、実際に折ってみましょう。
折りながら、小さかったときのこと、
作品にまつわる楽しかった思い出をたどってみましょう。

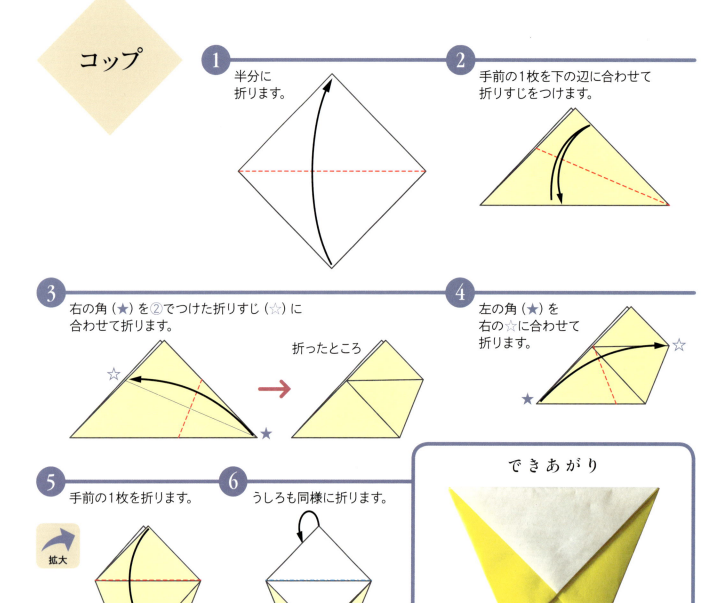

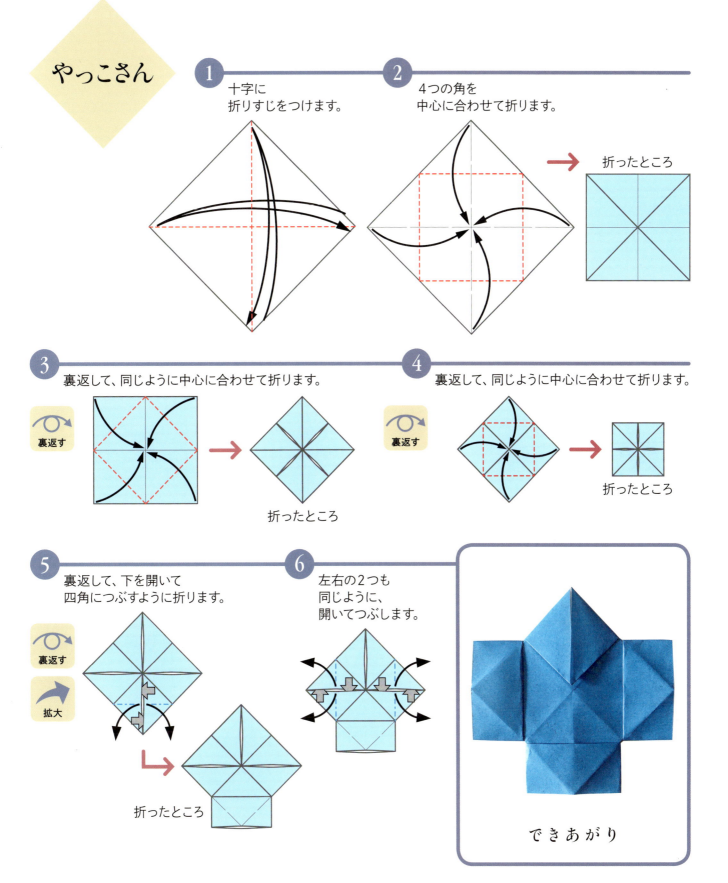

目次

- 2 「折り紙療法」で脳全体をイキイキ元気に
- 6 コップとやっこさん、覚えていますか？
- 10 本書の使い方
- 11 折り方の約束

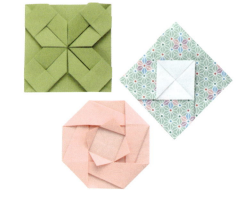

1章 飾る

- 16 鏡もち
- 18 節分の鬼
- 20 ひな祭り
- 23 桜のモチーフ
- 24 端午の節句の鯉のぼり
- 26 かたつむり
- 28 七夕の飾り
- 31 夏のスイカ
- 32 お月見団子
- 34 ハロウィンの魔女
- 36 秋の風物詩 どんぐり、きのこ
- 38 クリスマスツリー
- 40 季節のリース
- 42 猫
- 44 小鳥
- 46 金魚

2章 贈る

- 50 くまのロゼット
- 52 ラッピングの飾り
- 54 折り手紙2種 ハートの折り手紙、シンプルな封筒
- 56 たとう折りの折り手紙
- 58 たまごの折り手紙
- 60 つばき
- 62 バラ
- 64 ゆり
- 67 ゆりの花束を作ってみましょう

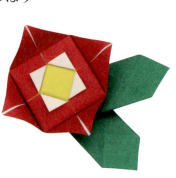

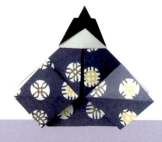
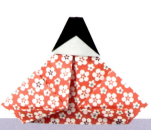

3章 役立つ

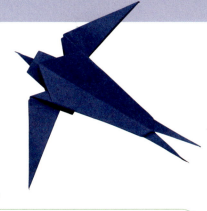

- 70　はし袋2種
  　　魚のはし袋、鳥のはし袋
- 72　のし形のはし袋
- 74　エビのはし置き
- 76　つばめのはし置き
- 78　クローバーのコースター
- 80　指輪のナプキンリング
- 82　鶴のようじ入れ
- 84　なべしき
- 86　ランプシェード
- 88　写真入れ2種
  　　フォトスタンド、フォトフレーム
- 90　ペンキャップ2種
  　　鉛筆のキャップ、こけしのキャップ
- 92　小物入れ
- 94　花のギフトボックス
- 96　アクセサリー入れ
- 98　薬入れ2種
  　　薬ケース、昔ながらの薬包み
- 100　しおり2種
  　　三角のしおり、ひし形のしおり
- 102　ポチ袋2種
  　　ポチ袋・1、ポチ袋・2
- 104　めがねスタンド
- 106　うさぎのカードスタンド

4章 遊ぶ

- 110　指人形
- 112　魚つり
- 114　乗り物2種
  　　新幹線、車
- 116　ぱっちんカメラ（伝承）
- 118　ふうせん（伝承）
- 120　手裏剣（伝承）
- 122　はばたく鶴（伝承）
- 124　野菜3種
  　　大根、にんじん、ミニトマト

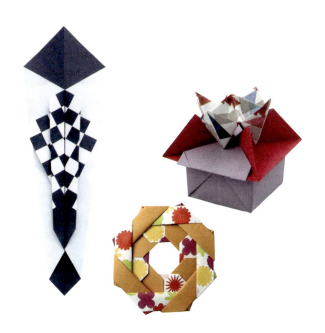

本書の使い方

折ることで「脳が元気になる」作品を66点、紹介しています。

難易度
難しさの目安です。まずは初級〜中級から挑戦してみるのがおすすめです。

章の色わけ
4つの章ごとに色をわけています。

紙のサイズ
できあがりの写真で紹介している紙の大きさです。
本書では15cm×15cm、7.5cm×7.5cmの一般的なサイズの折り紙をメインに使用しています。そのほか、11.8cm×11.8cmサイズの折り紙も使います。
あくまで参考なので、いろんな大きさで折ってみるのもおすすめです。

仕上がりのサイズ
できあがりの作品の目安です。

定規
折り図の中で「2cm折る」など、サイズが出てくるときは、ページの左はしに定規を入れています。長さを測るのに役立ててください。

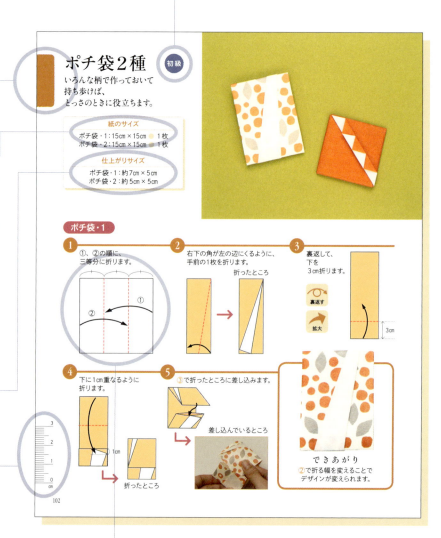

折り図
折り方の手順をイラストで紹介しています。ポイントになるところは、写真で解説しています。11ページからの「折り方の約束」も参照してください。

折り方の約束

折り図には共通の記号が使われています。
基本的な記号を覚えておくと、迷わずに折りすすめることができます。

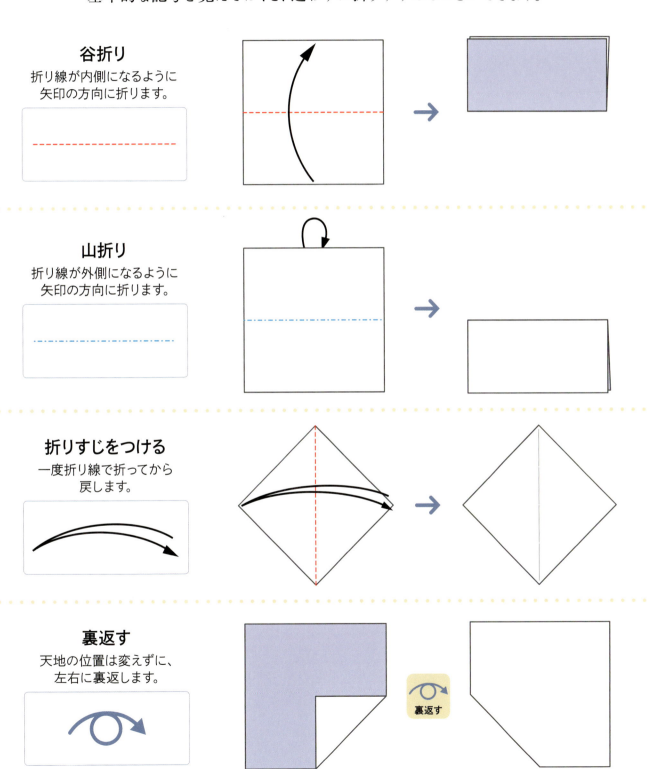

回転

折りやすいように
紙の向きを変えます。

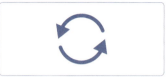

*作品によって向きは変わります。

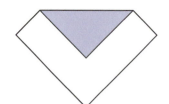 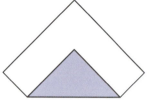

拡大

次の図で拡大しています。

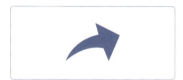

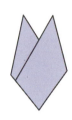 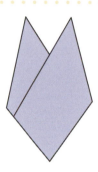

開いてつぶす

矢印のところから指を入れて、
開いてからつぶすように折ります。

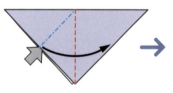 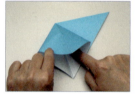 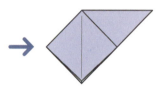

段折り

谷折りと山折りを
交互にして
段のように
折ります。

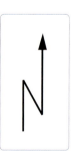

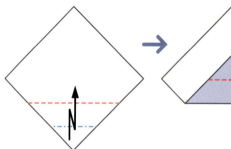

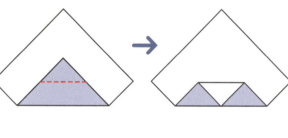

巻くように折る

谷折りを
繰り返して、
内側に巻くように
折ります。

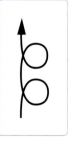

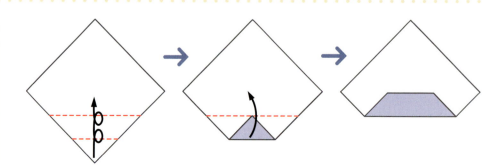

差し込む

☆を★の中に差し込みます。

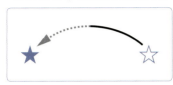
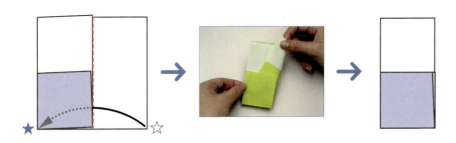

中割り折りする

矢印から開き、内側に折り込みます。

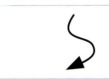
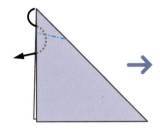
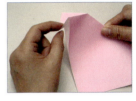
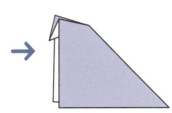

折る前に準備したいもの

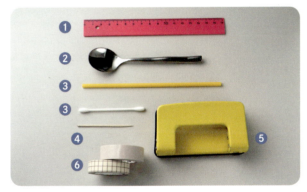

あると便利な道具

① **定規** 数値を測るときに使います。
② **スプーン** 指に力が入らなくても、スプーンで押さえればきれいに折れます。
③ **ストローや綿棒** 作品の花びらをカールさせるときに使います。ストローは花のくきにもなります。
④ **ようじ** ふうせんやかたつむりなどの作品をふくらませるときに便利。
⑤ **穴あけパンチ** 動物の目など小さな丸い形が必要なときに活躍。くり抜いたほうを使います。作品のかわいさがアップ！
⑥ **マスキングテープ** ういたところを貼って押さえるのに便利。作品を壁に飾るのにも使えます。

使用している紙

本書では作品のイメージに合わせて紙を選んでいます。最近では100円ショップでもかわいい柄の折り紙が手に入ります。折り紙にはさまざまな厚さ、色、柄があります。厚みによって折りやすさも変わるので、いろいろ試してみてください。きれいな包装紙などをカットして使ってもよいでしょう。

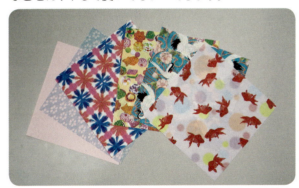
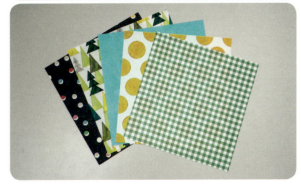

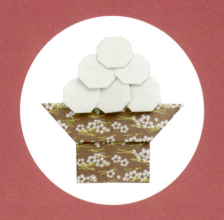 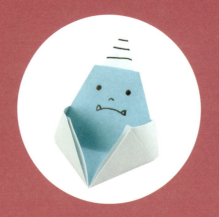 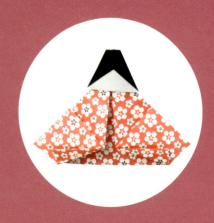

1章

飾る

鏡もち、おひなさま、七夕飾り、クリスマスツリーなど……
季節ごとに飾りたいものがあります。
そんな四季の飾りつけを折り紙で手づくりしてみましょう。
「どんなふうに飾ろう？」と想像力をふくらませることで、
脳がイキイキしてきます。

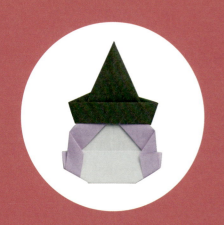 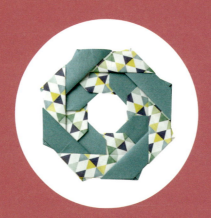 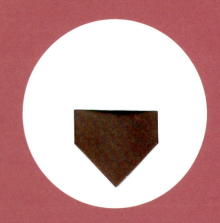

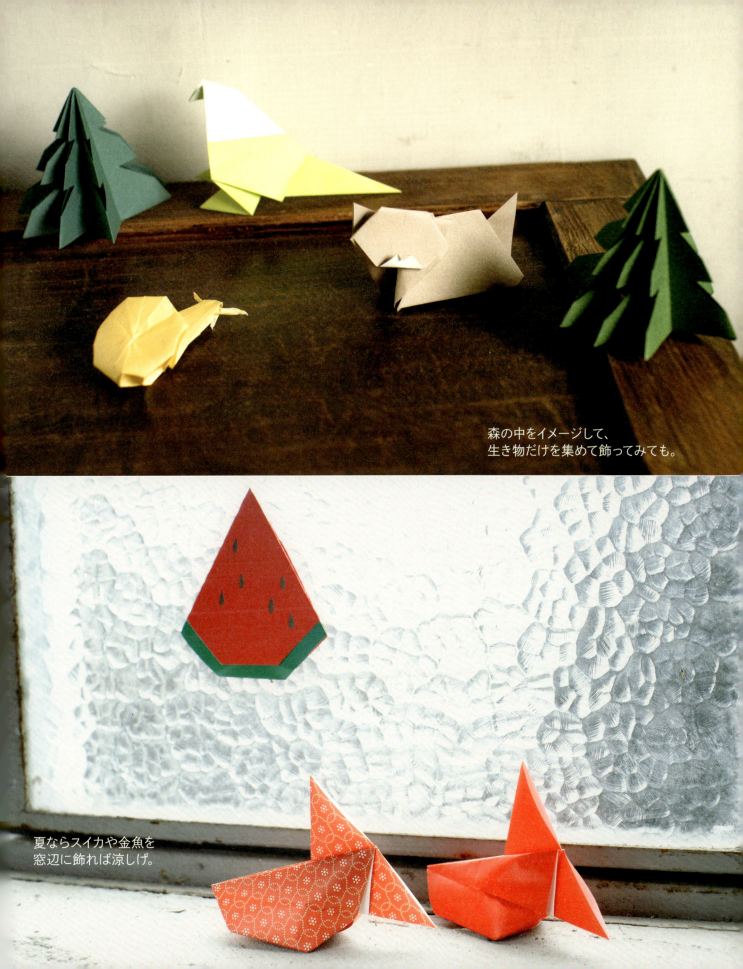

森の中をイメージして、
生き物だけを集めて飾ってみても。

夏ならスイカや金魚を
窓辺に飾れば涼しげ。

鏡もち

お正月のお飾りも
折り紙で作れると楽しいですね。

初級

紙のサイズ
15cm×15cm　1枚
仕上がりサイズ
約10cm×12cm

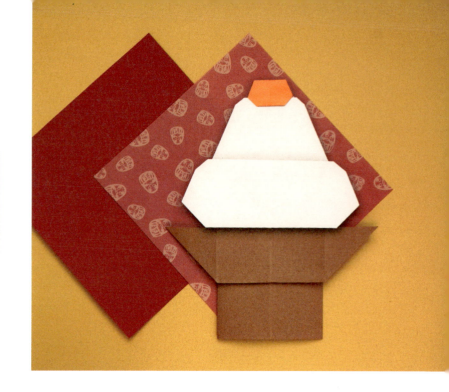

1
半分に折りすじをつけます。

2
上から1cm折ってから、2cmのところで、巻くように折ります。

折ったところ

3
裏返して、真ん中の折りすじに合わせて折ります。

裏返す

4
半分に折ります。

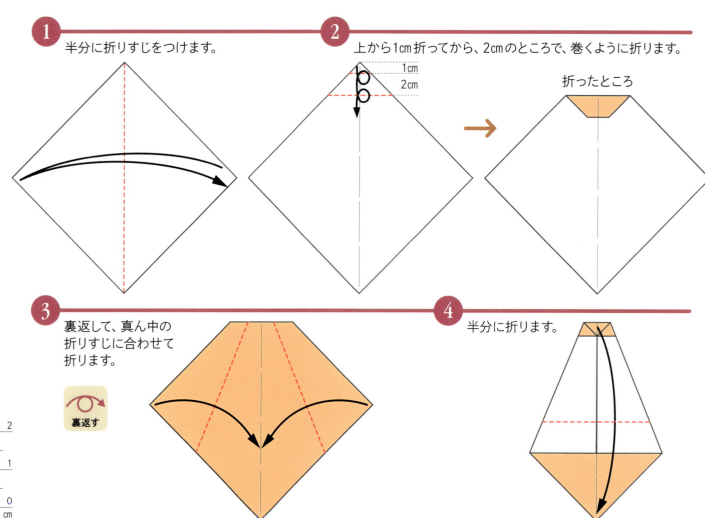

5

上から1cmのところで折ります。

1cm

→ 折ったところ

6

裏返して、段折りします。

裏返す

拡大

7

みかんのかくれた部分を前に引き出します。

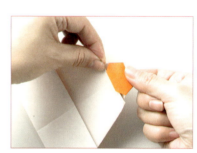

みかんを引き出しているところ

8

角をうしろに折ります。

できあがり
P.33の三方にのせて飾ると、お正月のお飾りらしくなります。

節分の鬼

初級

豆入れにもなるので
ちょっとしたプレゼントにもぴったり。

紙のサイズ
15cm×15cm　1枚
仕上がりサイズ
約10.5cm×7cm

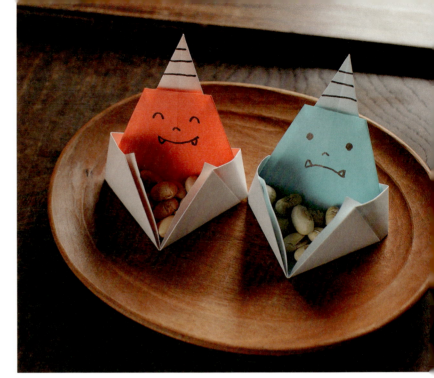

1

下半分だけ折りすじをつけます。

ポイント
顔になる部分に折りすじがつかないように、下半分だけ折ります。

2

裏返して、真ん中の折りすじに合わせて折ります。

裏返す

折ったところ

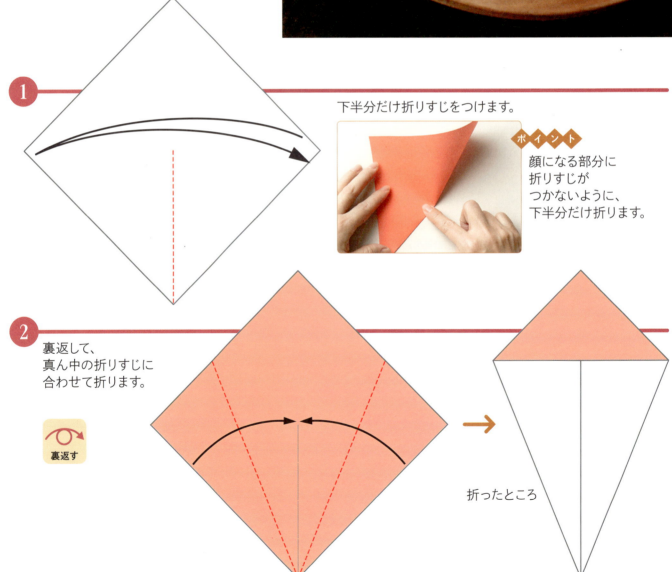

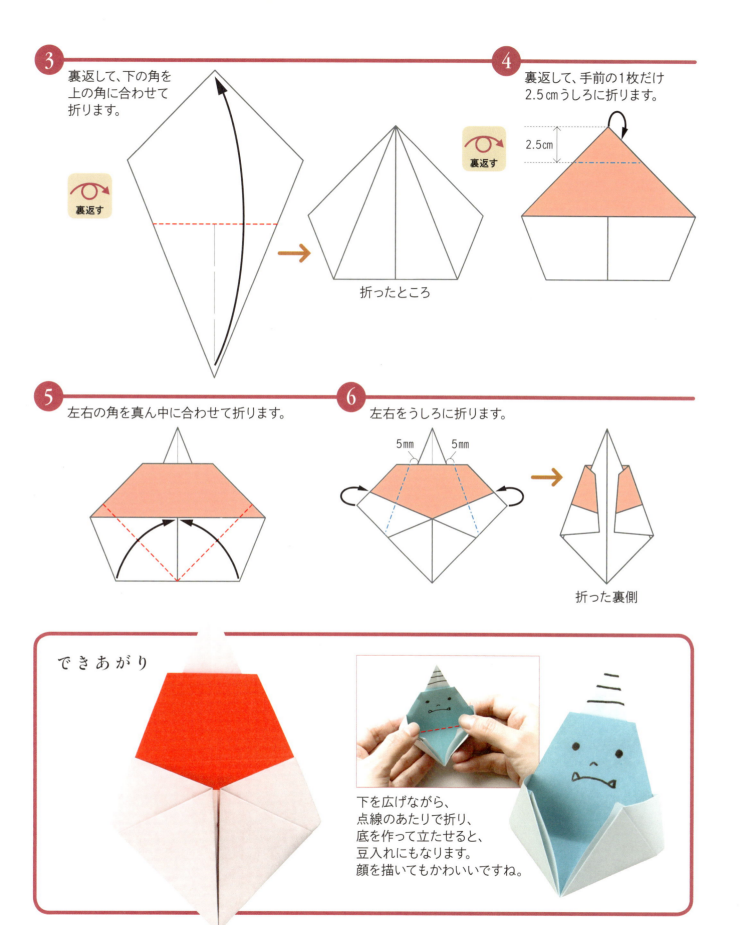

ひな祭り

折り紙なら気軽にひな飾りを
楽しめます。子どもさんといっしょに
折ってもよい思い出に。

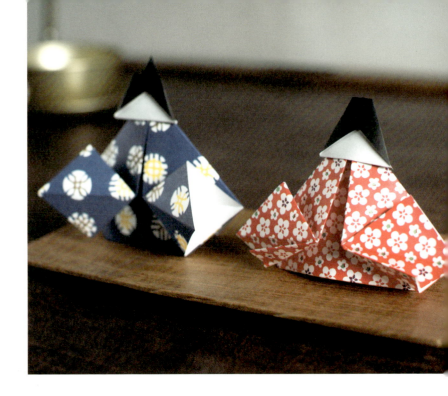

紙のサイズ
男びな、女びなの頭：
7.5cm×7.5cm ● 各1枚
男びな、女びなの体：
15cm×15cm ● 各1枚

仕上がりサイズ
男びな：約9cm×10.5cm
女びな：約7.5cm×10.5cm

男びなの頭

1 半分に切ります。
1枚だけ使います。

2 縦、横半分に
折りすじをつけます。

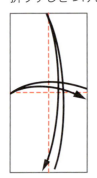

3 図のようにななめに
折りすじをつけます。

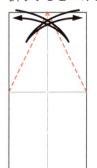

4 上の左右の角を
折りすじまで折ります。

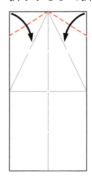

5 さらに巻くように
折ります。

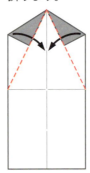

6 下を真ん中まで
折ります。

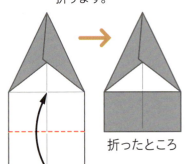

折ったところ

7 裏返して、
下の左右の角を
真ん中まで折ります。

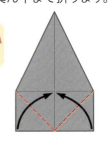

8 さらに折ります。

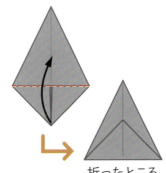

折ったところ

9
上の角から半分に折ります。

10
少し残して折り返します。

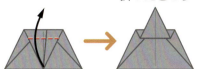

折ったところ

11
裏返して、男びなの頭が完成。

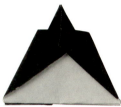

女びなの頭
❶〜❽まで男びなの頭と同じ手順で折ります。

9
上の角を三角のところまで折ります。

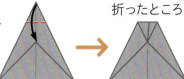

折ったところ

10
裏返して、女びなの頭が完成。

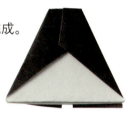

男びなの体

1
縦半分に折りすじをつけて(①)、横半分に折ります(②)。

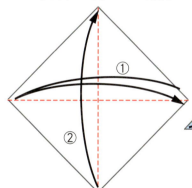

2
左右の角を上の角に合わせて折ります。

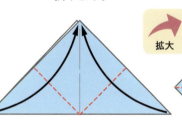

拡大

3
手前の紙の1枚を左右それぞれ下に半分に折ります。

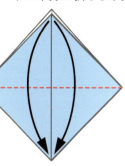

4
袋を開いてつぶすように折ります。

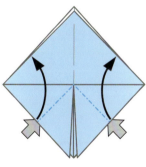

5
上の角を2枚いっしょに中心まで折って、折りすじをつけます。

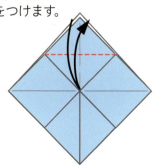

6
手前の1枚は山折り、うしろの1枚は谷折りして、重ねるように折ります。

折ったところ

7

⑥で折ったところを
底にします。
P.21の頭をかぶせます。

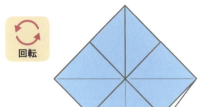
回転

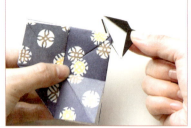
頭をかぶせているところ

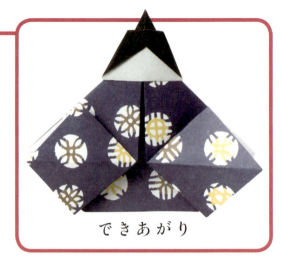
できあがり

女びなの体 ❶〜❹まで男びなの体と同じ手順で折ります。

5

④で折ったところを
左右とも図のように折ります。

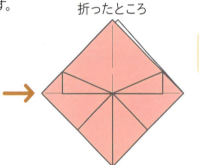
折ったところ

6

裏返して、上の角を2枚いっしょに
4cmで折って、折りすじをつけます。

裏返す

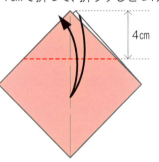
4cm

7

手前の1枚は折りすじで折り、
うしろの1枚は
軽く中に折り込みます。

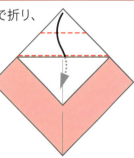
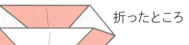
折ったところ

8

裏返して、⑦で折ったところを底にします。
P.21の頭をかぶせます。

裏返す
回転

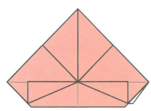

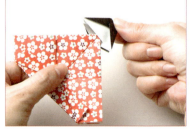
頭をかぶせているところ

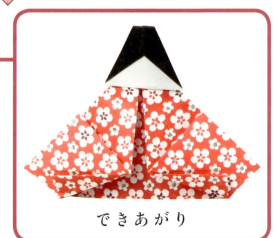
できあがり

桜のモチーフ 初級

そのまま飾ってもいいし、
色紙などに貼って飾っても素敵です。

紙のサイズ
7.5cm × 7.5cm ● 5枚
仕上がりサイズ
約11cm × 11cm

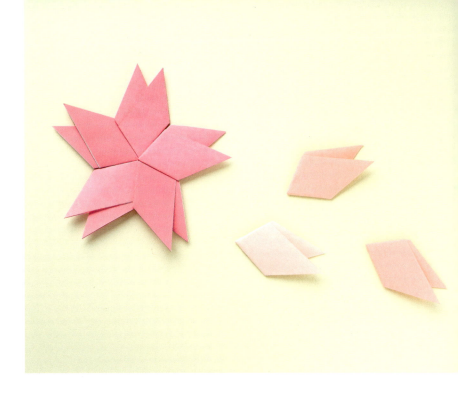

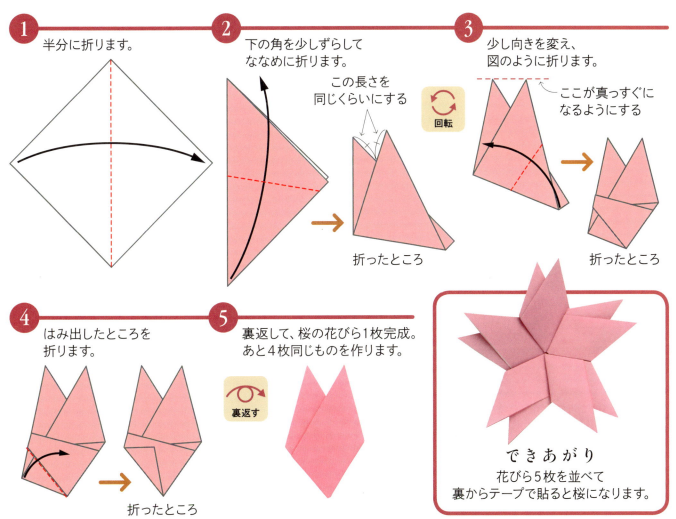

1 半分に折ります。

2 下の角を少しずらして
ななめに折ります。
この長さを同じくらいにする
回転
折ったところ

3 少し向きを変え、
図のように折ります。
ここが真っすぐになるようにする
折ったところ

4 はみ出したところを折ります。
折ったところ

5 裏返して、桜の花びら1枚完成。
あと4枚同じものを作ります。
裏返す

できあがり
花びら5枚を並べて
裏からテープで貼ると桜になります。

1章 ● 飾る

端午の節句の鯉のぼり　中級

小さいサイズの紙で折れば、はし置きとしても使えます。

紙のサイズ
15cm×15cm ● 1枚
仕上がりサイズ
約4cm×13.5cm

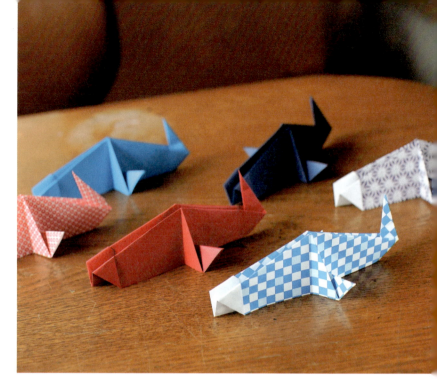

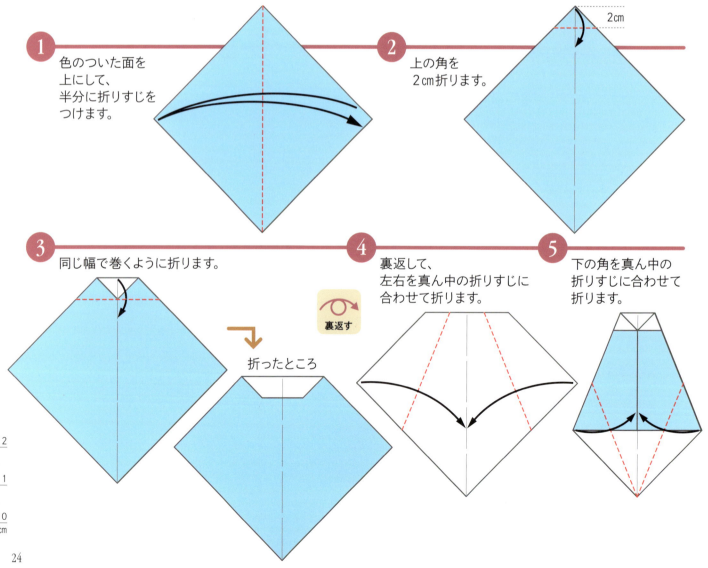

1 色のついた面を上にして、半分に折りすじをつけます。

2 上の角を2cm折ります。

3 同じ幅で巻くように折ります。

折ったところ

裏返す

4 裏返して、左右を真ん中の折りすじに合わせて折ります。

5 下の角を真ん中の折りすじに合わせて折ります。

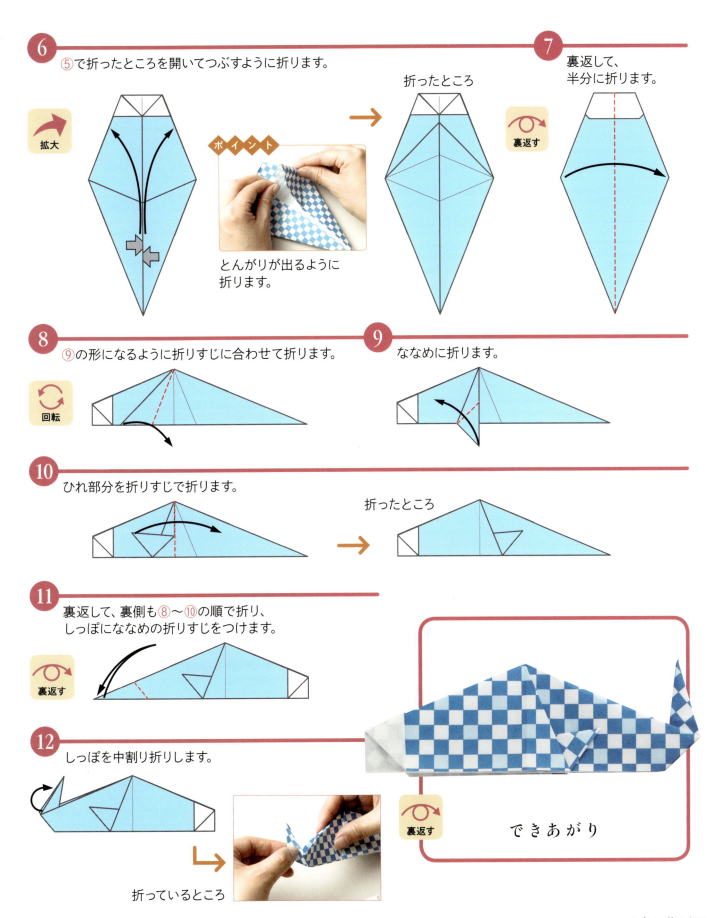

かたつむり

いろいろな種類や模様の紙で
作ってみましょう。
梅雨が楽しくなりそうですね。

紙のサイズ
15cm×15cm　1枚
仕上がりサイズ
約3cm×7.5cm

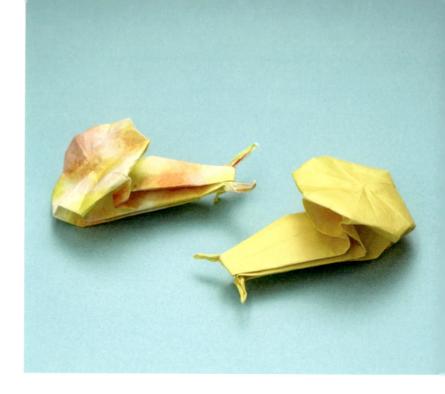

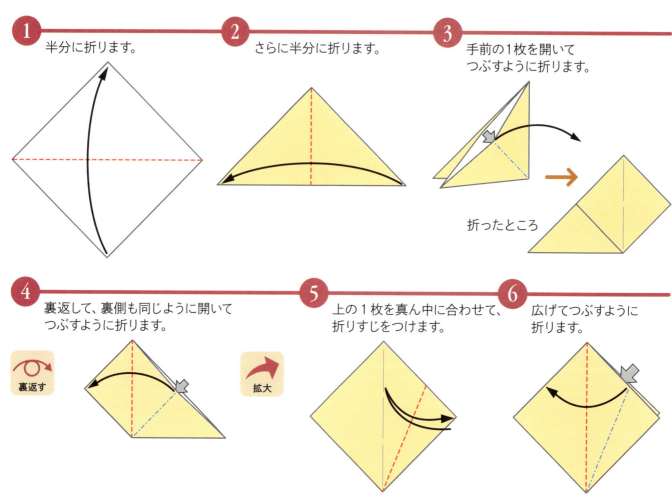

1 半分に折ります。

2 さらに半分に折ります。

3 手前の1枚を開いて
つぶすように折ります。

折ったところ

4 裏返して、裏側も同じように開いて
つぶすように折ります。

裏返す　拡大

5 上の1枚を真ん中に合わせて、
折りすじをつけます。

6 広げてつぶすように
折ります。

7
ほかの3カ所も
⑤、⑥と同じように折ります。

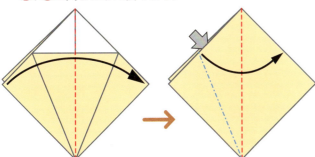

8
左は半分のところで
折ります。
右は三等分のところで
折ります。

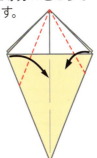

9
真ん中の
折りすじに合わせて
巻くように折ります。

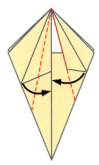

10
残りの3カ所もどちらかが4つ折り、
もう一方が3つ折りになるように
折っていきます。

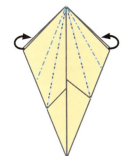

ポイント
最終的に、
左側の上2枚が4つ折り、
下2枚が3つ折りに、
右側の上2枚が3つ折り、
下2枚が4つ折りに
なるようにします。

11
手前の1枚を
右側に開きます。
うしろも1枚
めくります。

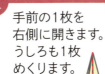
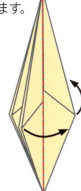

12
手前の1枚を
折り下げます。

13
2枚目の左右を折ります。
ねじるように折ると
触覚らしく
なります。

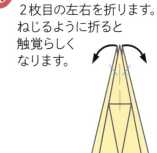

14
下の1枚を
折り下げます。

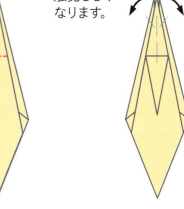

ポイント
この裏側をのりで貼ると、
頭がしっかりします。

15
裏返して、
殻になる部分を
ふくらませます。

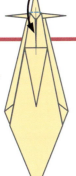
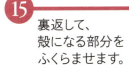

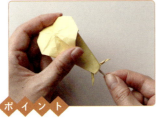

ポイント
口からようじを入れて、
少しずつひだを広げるようにします。

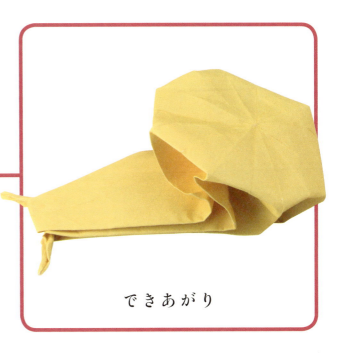

できあがり

七夕の飾り　上級

織姫と彦星をモチーフにした作品です。
飾るだけでうきうきと気分が盛り上がりますね。

紙のサイズ
織姫：15cm×15cm　1枚
彦星：15cm×15cm　1枚

仕上がりサイズ
織姫：約8cm×8cm
彦星：約8.5cm×6cm

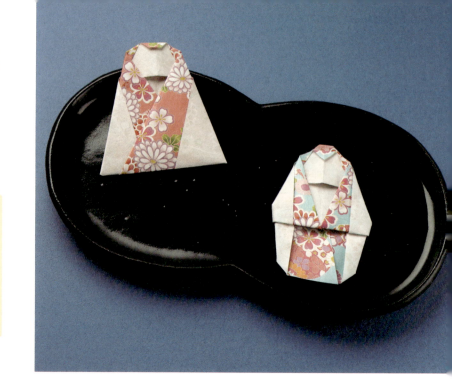

織姫

1 十字に折りすじをつけます。

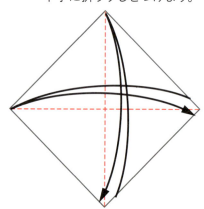

2 上の角を中心まで折ります。

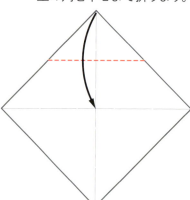

3 3cmのところで、角がはみ出すように折り返します。

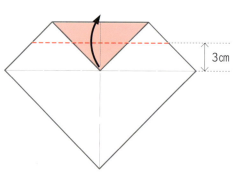

4 ★のところと☆の角を結んでななめに折ります。

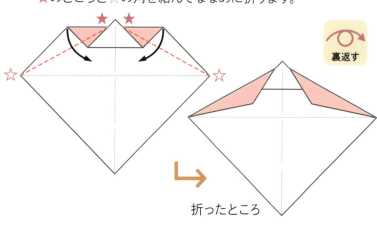

折ったところ

5 裏返して、下の角をふちまで折ります。

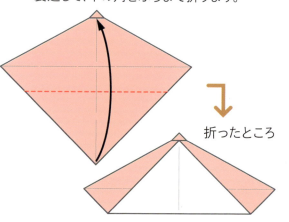

折ったところ

6

裏返して、左側を図のようにななめに折ります。

裏返す　拡大

1.5cm　4cm

7

同じように右側も折り、左側に重ねます。

8

上の三角を巻くように折って、下のはみ出しているところを折ります。

上を折っている途中　折ったところ

裏返す

下を折ったところ

できあがり

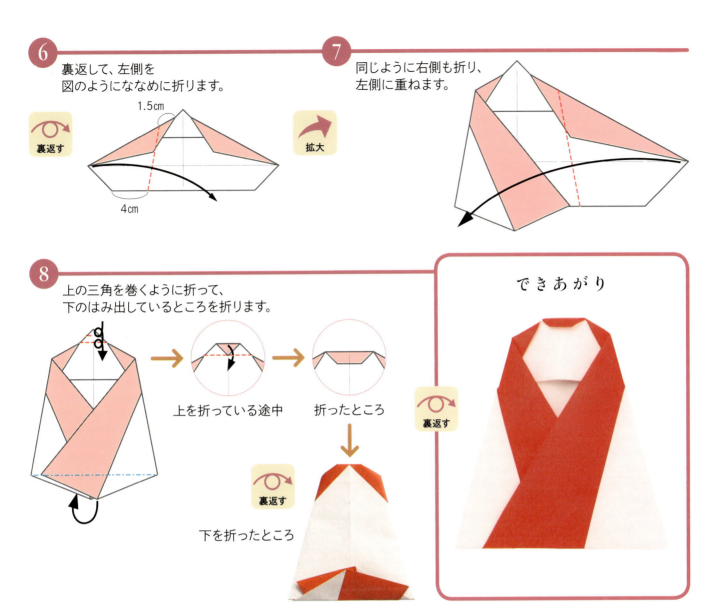

彦星

①〜④まで織姫と同じ手順で折ります。

5

裏返して、下の角を飛び出た角のとんがりに合わせて折ります。

裏返す

折ったところ

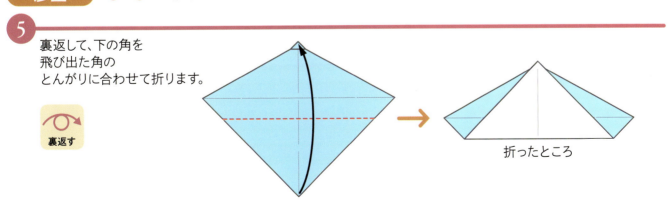

1章 ● 飾る

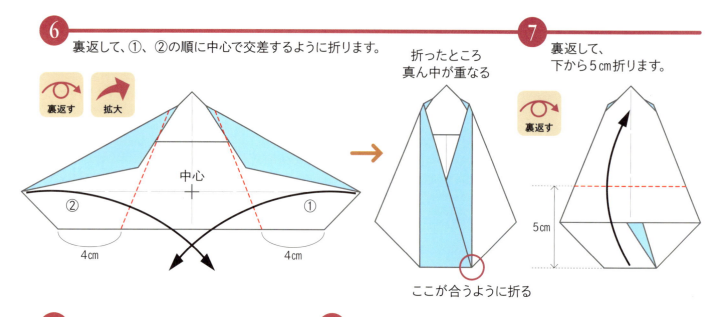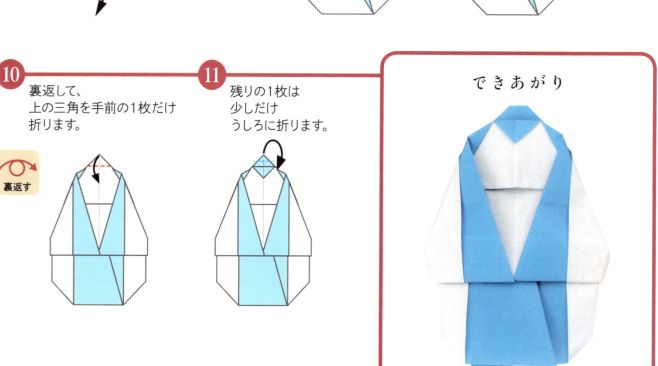

夏のスイカ

初級

緑と赤の両面折り紙を使うと、よりスイカらしくなりますよ。

紙のサイズ
15cm×15cm ● 1枚
仕上がりサイズ
約9cm×8cm

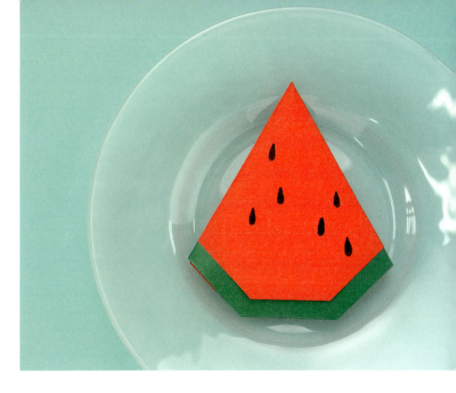

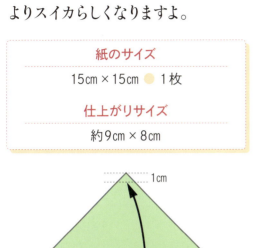

1 上を1cmあけて折ります。

2 裏返して、下の真ん中に折りすじをつけます。

3 左右が重なるように折ります。

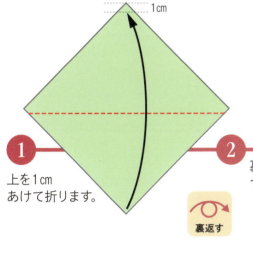

4 点線でうしろの紙とのあいだに折り込みます。

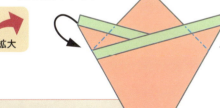

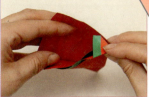
うしろの紙とのあいだに折り込んでいるところ

5 手前の1枚を点線で折ります。

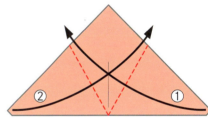

6 裏返して、点線で中に折り込みます。

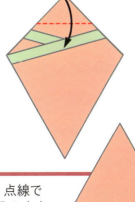

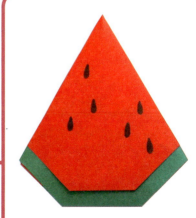
できあがり
タネを描くと完成です！

お月見団子

三方は、鏡もちなどいろんなアイテムと組み合わせできます。

紙のサイズ
お団子：7.5cm×7.5cm　6枚
三方：15cm×15cm　1枚

仕上がりサイズ
約14cm×14.5cm

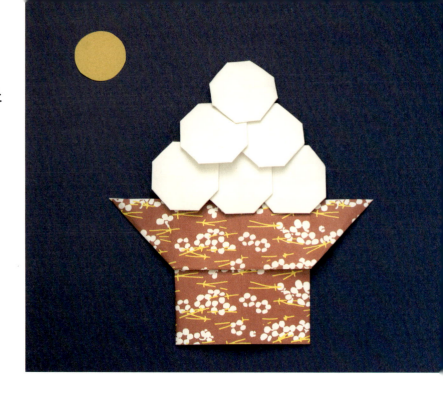

お団子

1 縦、横半分に折りすじをつけます。

2 4つの角を中心に合わせて折ります。

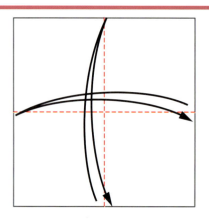
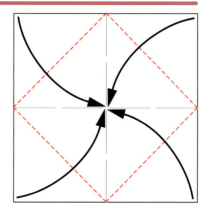

3 さらに、4つの角を中心に合わせて折ります。

4 角を少しずつ折ります。

5 裏返して、お団子の完成。同じものを6個作って、裏面をテープで留めてつなげます。

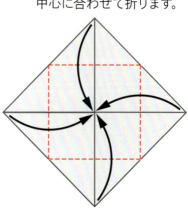
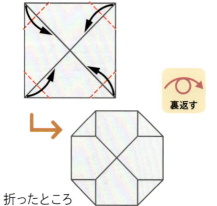

折ったところ

裏返す

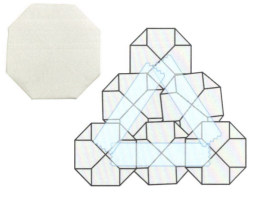

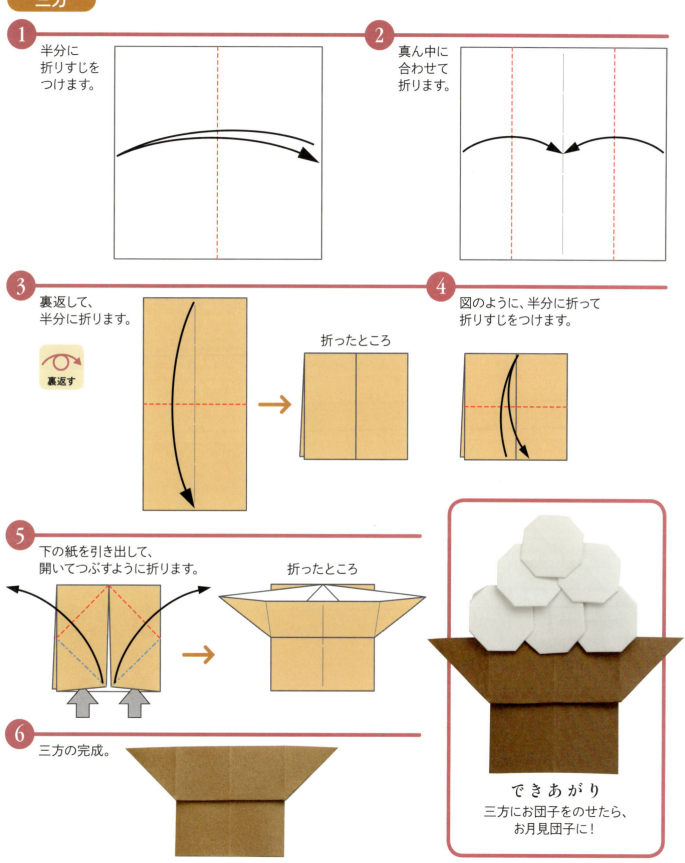

ハロウィンの魔女

中級

10月31日はハロウィン。
かぼちゃといっしょに飾ると
楽しい雰囲気に。

紙のサイズ
魔女の顔：7.5cm × 7.5cm　1枚
魔女の帽子：7.5cm × 7.5cm　1枚

仕上がりサイズ
約8.5cm × 6cm

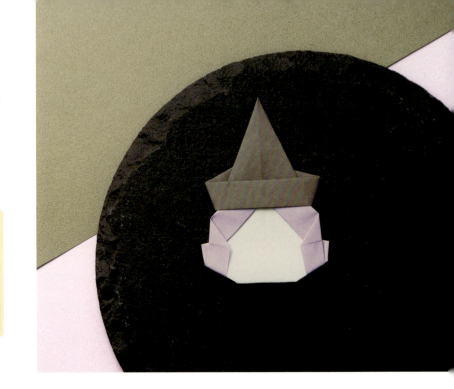

魔女の顔

1 縦、横半分に折りすじをつけます。

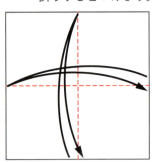

2 中心に合わせて折りすじをつけます。

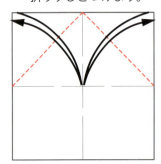

3 上の2つの角を巻くように折ります。

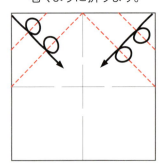

4 左右のはしをななめに折ります。

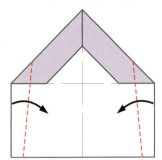

5 横の真ん中の折りすじに合わせてうしろに折ります。

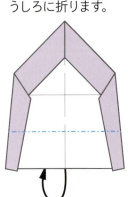

6 角をうしろに折ります。

折ったところ

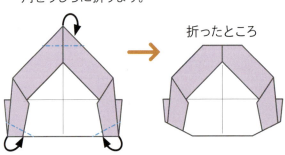

7 魔女の顔の完成。

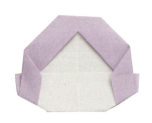

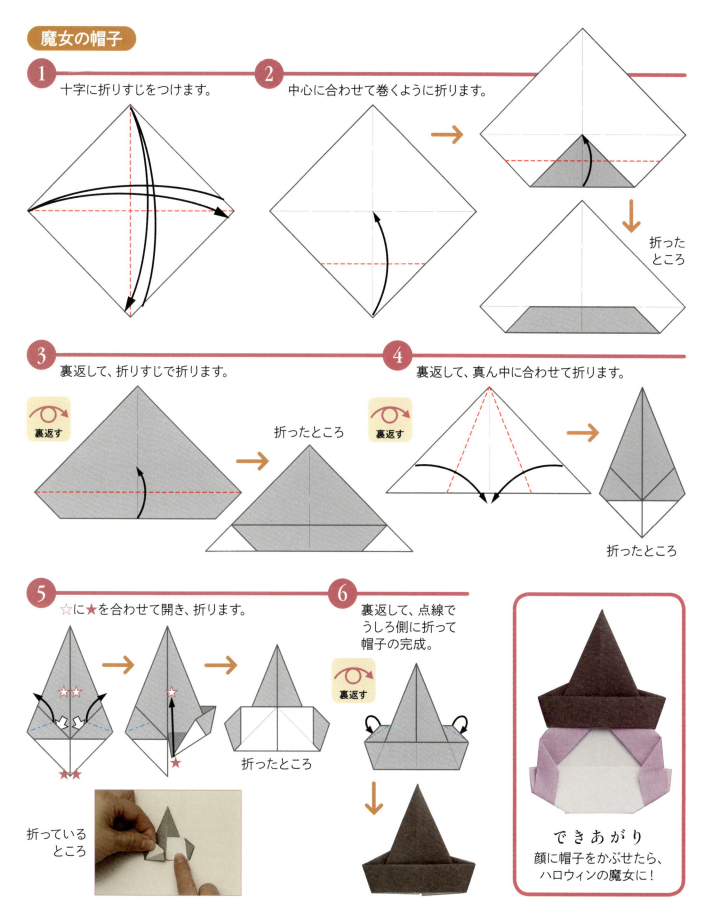

秋の風物詩 初級

どんぐりもきのこも簡単。
柄のある折り紙を使えば
にぎやかに。

紙のサイズ
- どんぐり：7.5cm×7.5cm　1枚
- きのこ：7.5cm×7.5cm　1枚

仕上がりサイズ
- どんぐり：約5cm×3cm
- きのこ：約4.5cm×5.5cm

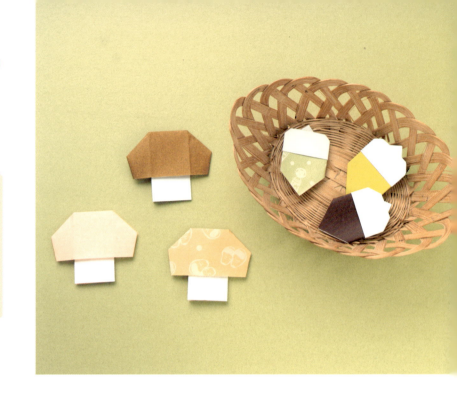

どんぐり

1 実の色にしたい面を上にして、縦、横半分に折りすじをつけます。

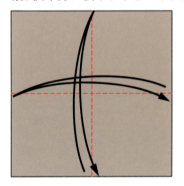

2 右上の★の角だけ中心まで折ります。

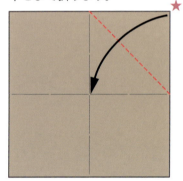

3 横の折りすじで折ります。

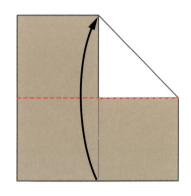

4 半分に折ります。

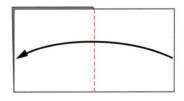

折ったところ

5 上の角を段折りし、左右の角を少しうしろに折ります。

回転　拡大

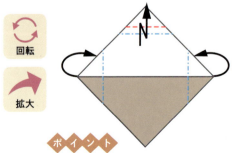

ポイント
左右の折る幅によって
どんぐりの大きさを調整できます。

できあがり

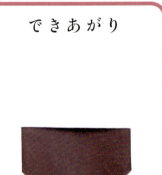

きのこ

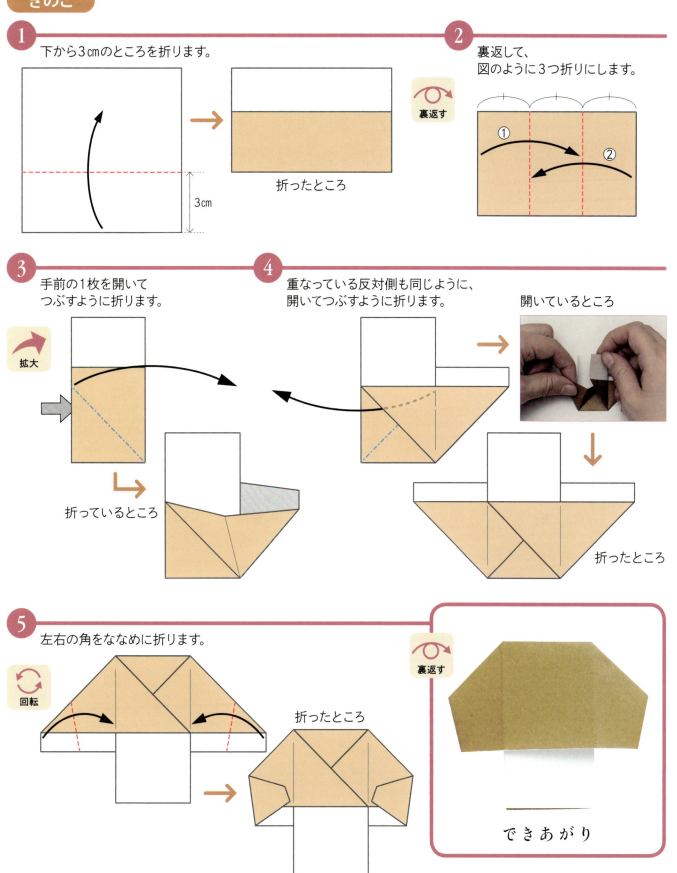

クリスマスツリー

置いて飾れる立体的なツリーです。
シールなどで飾りつけると華やかに。

紙のサイズ
15cm × 15cm ● 1枚
仕上がりサイズ
約7.5cm × 6cm

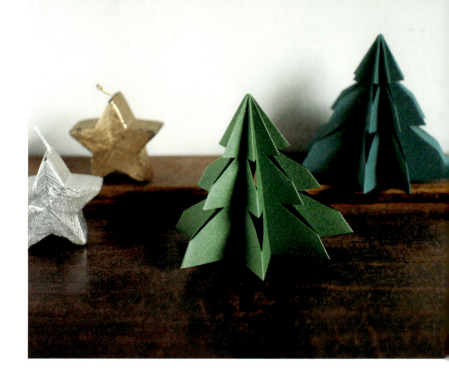

1
半分に折ります。

2
さらに、半分に折ります。

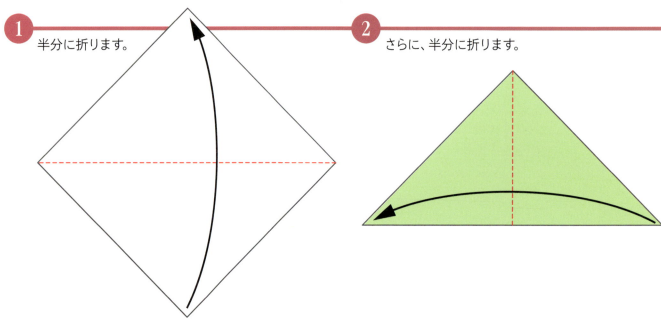

3
手前の1枚を開いて
つぶすように折ります。

折ったところ

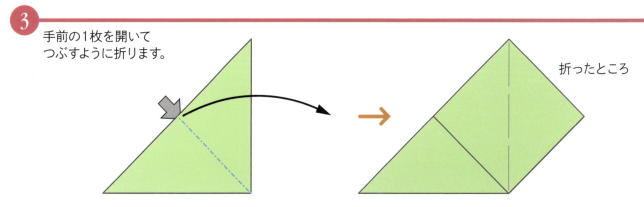

4
裏返して、同じように開いてつぶすように折ります。

5
2枚とも真ん中に合わせて折ります。

6
点線で折ります。

折ったところ

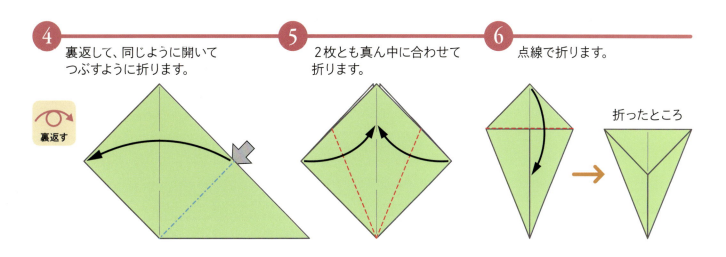

7
全部開いて⑥で折った折りすじで折って、じゃばらに折りたたみます。（斜線の面の☆と★の線は折らない）

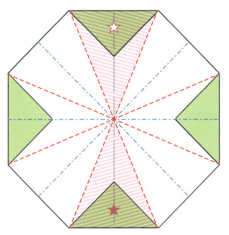

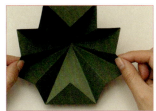

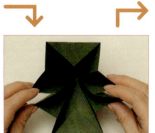

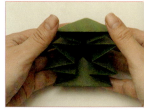

じゃばらに折りたたんでいるところ。斜線の面は残し、山折り、谷折りをくり返します。

8
三角に切り込みを入れます。

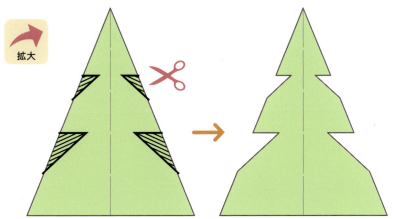

切ったところ

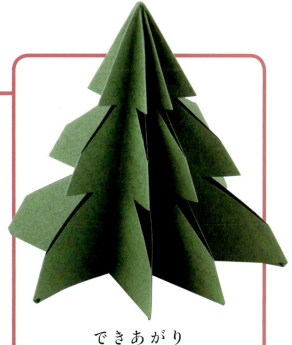

できあがり
広げると立たせることができます。

1章 ● 飾る | 39

季節のリース

季節によって使う色や柄を変えれば
1年中、飾って楽しめます。

紙のサイズ
15cm × 15cm ● 8枚

仕上がりサイズ
約15cm × 15cm

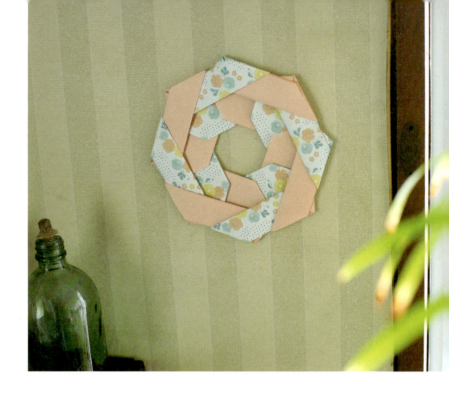

1
縦、横半分に折りすじをつけます。

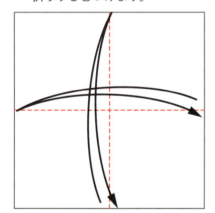

2
さらに、ななめに折りすじをつけます。

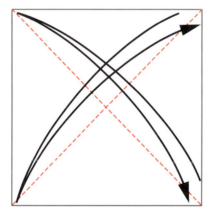

3
4つの角を中心に合わせて折って、折りすじをつけます。

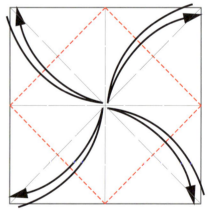

4
4つの角を③で折った折りすじに合わせて折ります。

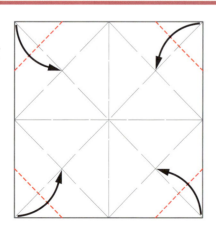

5
半分に折ります。

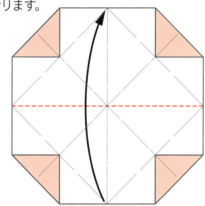

6
半分に折ります。

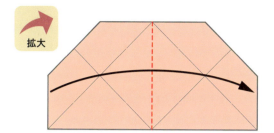

7
折りすじに合わせてななめに折ります。

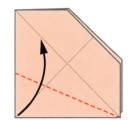

8
手前の2枚をめくるように折って、パーツの完成。同じものを8つ作ります。

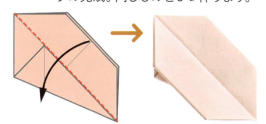

折ったところ

9
8個の部品を組み合わせていきます。

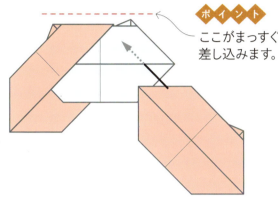

ポイント
ここがまっすぐになるように差し込みます。

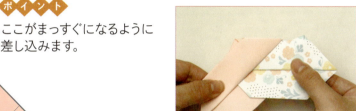

差し込んでいるところ

できあがり
裏面をテープで留めてつなげると、仕上がりがきれいです。

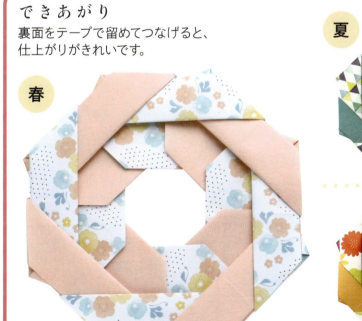
春

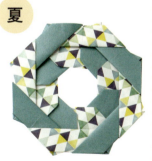
夏

春夏秋冬で紙の色や柄を変えて作ってみましょう。季節を彩る飾りになります。

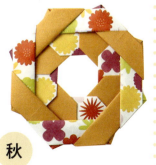
秋

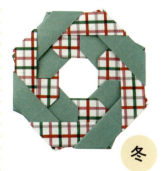
冬

猫

いろんな色や大きさの折り紙で折ってみましょう。
模様を入れてもかわいいですね。

紙のサイズ
15cm × 15cm　1枚
仕上がりサイズ
約4.5cm × 11cm

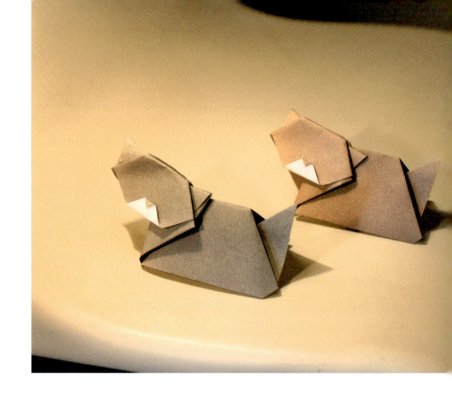

1
十字に折りすじをつけます。

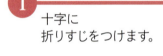

2
上下の角を中心に合わせて、折りすじをつけます。

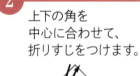

3
上下の角を②でつけた折りすじで折ります。

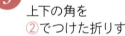

4
真ん中の折りすじに合わせて折ります。

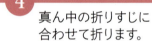

折ったところ

5
裏返して向きを変え、半分に折ります。

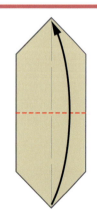

6
折りながら★と★の結ぶ線を半分に折って、⑦の形になるようにします。

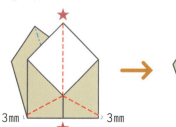

3mm　3mm

折っている途中

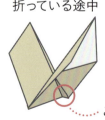

この部分を右側に倒すように折ります。

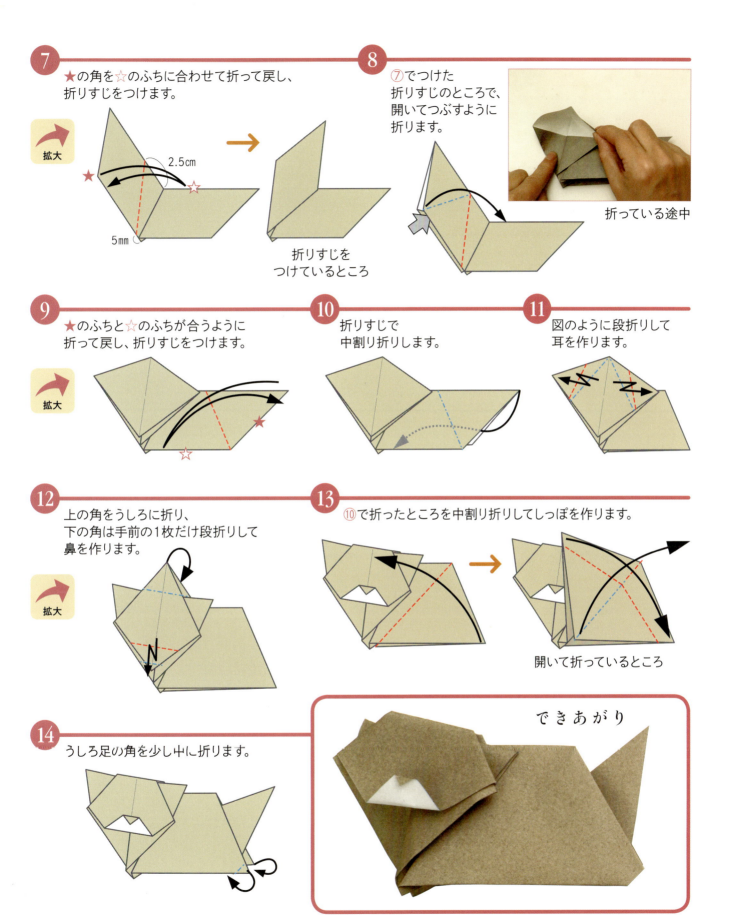

小鳥

玄関に飾れば、かわいい小鳥が
毎日お出迎えしてくれます。

中級

紙のサイズ
15cm×15cm　1枚
仕上がりサイズ
約6cm×12.5cm

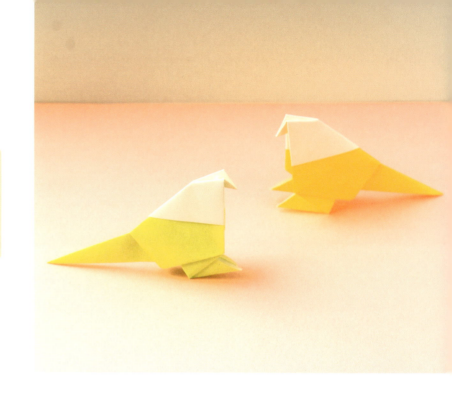

1 真ん中に折りすじをつけます。

2 真ん中に合わせて折ります。

3 点線でうしろに折ります。

4 真ん中に合わせて折ります。

5 ④で折った一方を戻します。

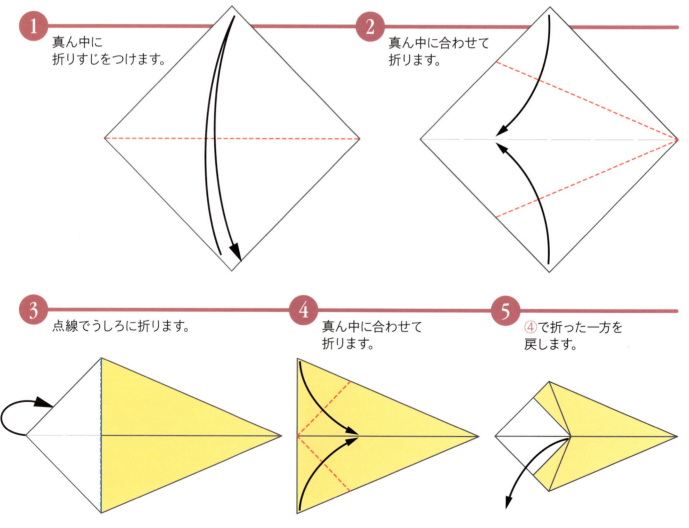

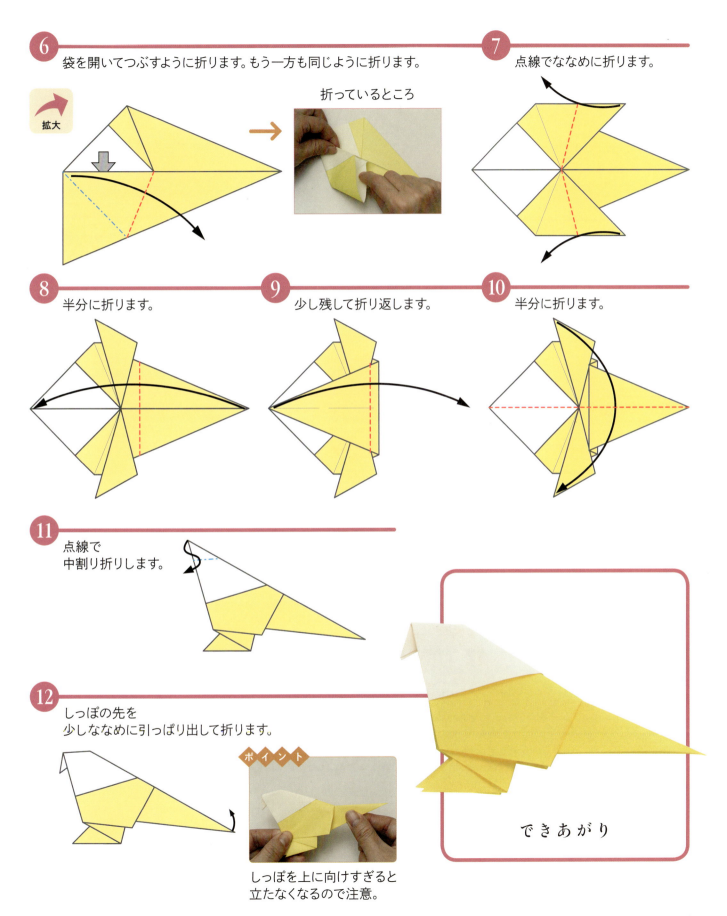

金魚

和紙など紙にこだわっても素敵です。
夏を彩る小物に。

紙のサイズ
15cm × 15cm ● 1枚
仕上がりサイズ
約7.5cm × 10cm

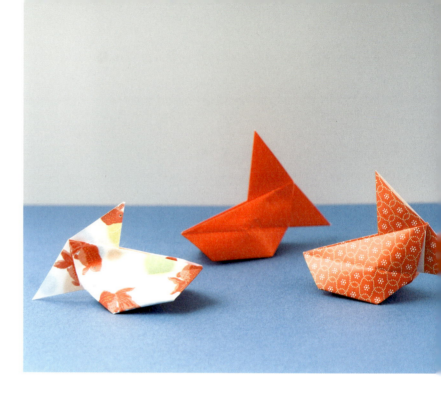

1
半分に折ります。

2
さらに半分に折ります。

3
開いてつぶすように折ります。

折ったところ

4
裏返して、開いてつぶすように折ります。

裏返す

5
手前の1枚の左右の角を上の角に合わせて折ります。

6
左右の角を真ん中に合わせて折ります。

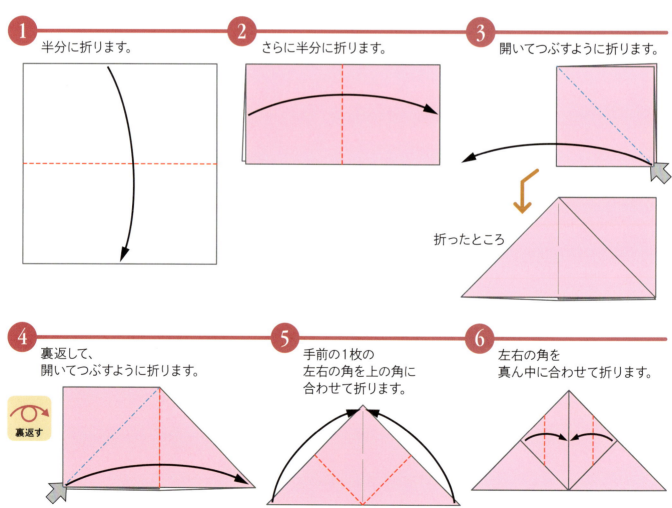

7
手前の1枚を⑥で折ったところに合わせて折ります。

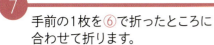

8
⑦で折ったところを袋に差し込みます。

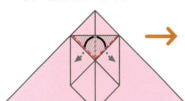

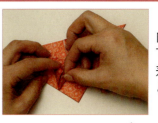

向きを変えて下から差し込んだところ

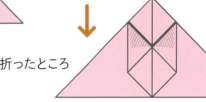

折ったところ

9
裏返して、左右を真ん中に合わせて折ります。

裏返す

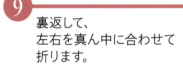

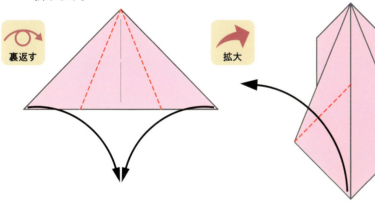

拡大

10
図のように左の尾びれの部分を折ります。

11
☆と★を合わせるように立てます。

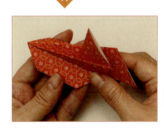

立てて折っているところ

12
うしろ側のあいた穴から空気を吹き込んでふくらませます。

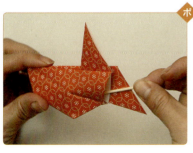

ポイント
ふくらませにくいときは、つまようじなどを穴に入れてやさしく押し広げるようにしてふくらませましょう。

できあがり

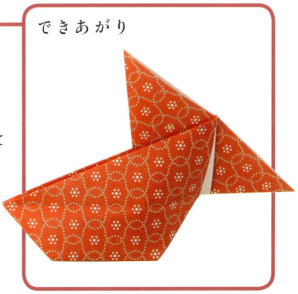

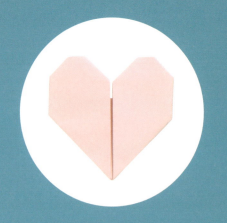 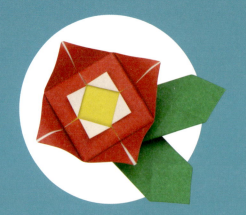 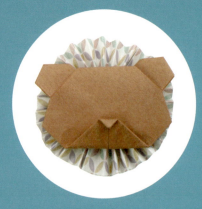

2章

贈る

久しぶりに会った友人へのプレゼント、ご近所さんからのおすそ分けのお返し……
ただ品物を渡すだけだと味気ないなと思うときがあります。
そんなときはゆりやバラなど
花の折り紙や折り手紙を添えてみましょう。
贈る相手のうれしい顔を想像すると、脳もよろこびます。

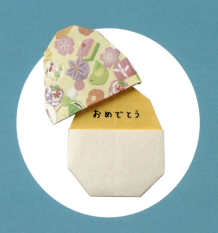 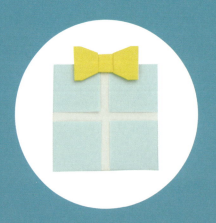 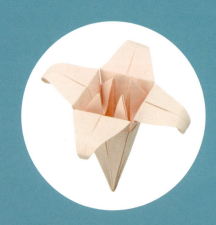

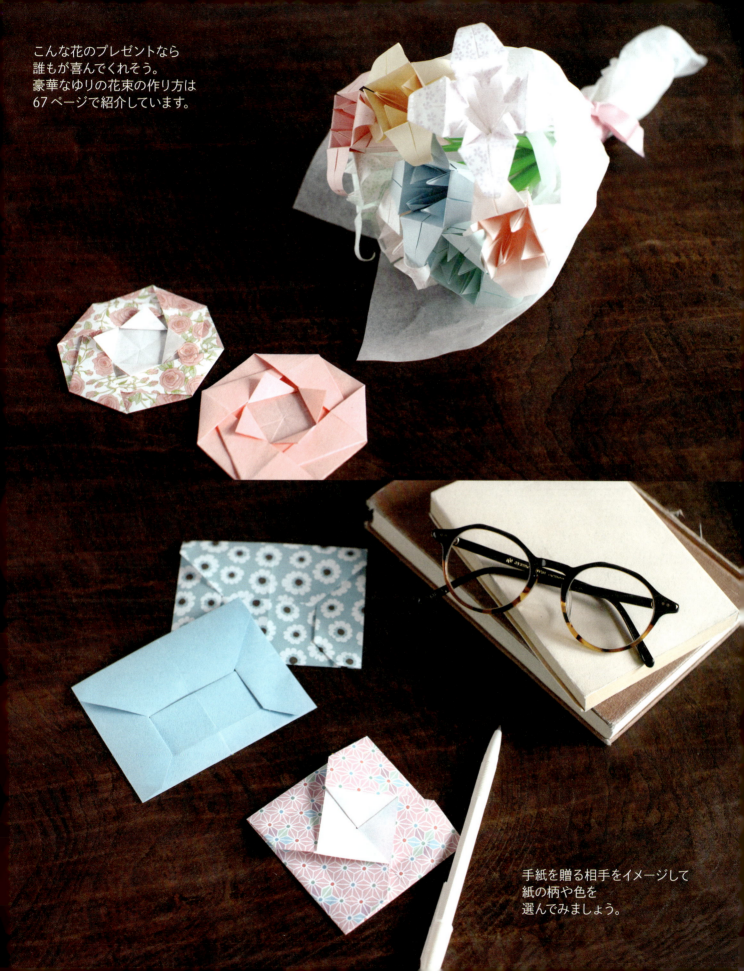

こんな花のプレゼントなら
誰もが喜んでくれそう。
豪華なゆりの花束の作り方は
67ページで紹介しています。

手紙を贈る相手をイメージして
紙の柄や色を
選んでみましょう。

くまのロゼット

ロゼットは花びらの形をした勲章。
プレゼントやカードに貼ると華やかに。

紙のサイズ
くまの顔：15cm×15cm　1枚
花びら：15cm×15cm　1枚
仕上がりサイズ
約8cm×8cm

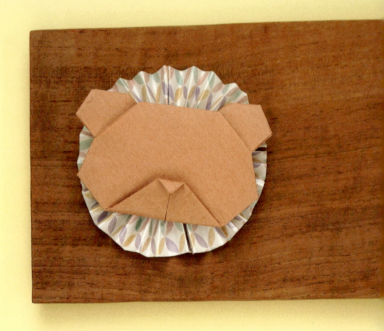

くまの顔

1 半分に折ります。

2 下から2cmのところで折ります。

3 下の辺のはしから3cmのところを折ります。

4 上のほうだけ半分に折りすじをつけます。

5 ④の折りすじを目安に、真ん中に合わせて折ります。

拡大

6 点線で上の角を2枚とも折ります。

7 角をななめに折ります。

8 裏返して、点線で折ります。　裏返す

9 さらに少し折って、鼻を作ります。

10 くまの顔が完成。

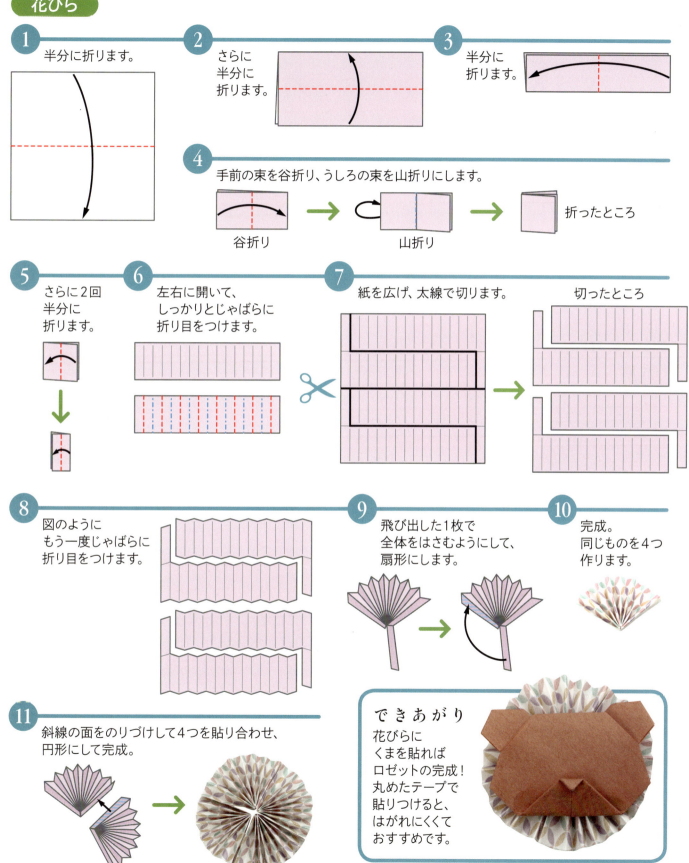

ラッピングの飾り

中級

プレゼントやお手紙に貼って使いましょう。

紙のサイズ
リボン：7.5cm × 7.5cm　1枚
プレゼントボックス：15cm × 15cm　1枚

仕上がりサイズ
約9cm × 8cm

＊サイズは写真の右の作品の場合

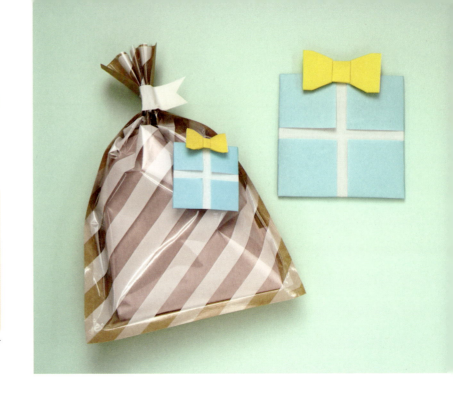

リボン

1 ①、②の順に三等分になるように折ります。

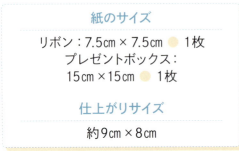

2 三等分に折って、折りすじをつけます。

3 ②の折りすじで谷折り、5mmくらいずらして山折りをして段折りにします。

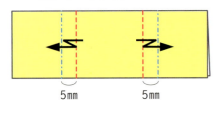

4 裏返して、真ん中を少し折りながら、③で段折りにしたところを三角につぶすように折ります。

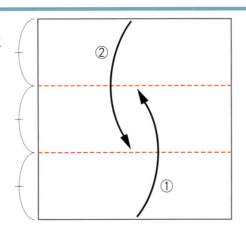

折ったところ

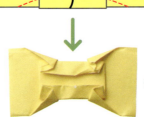

5 裏返して、リボンが完成。

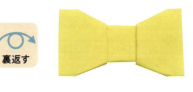

プレゼントボックス

1 縦、横半分に折りすじをつけます。

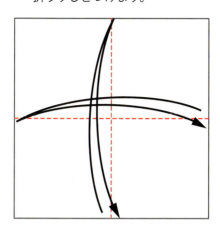

2 折りすじから少しずつあけて、4つの角を折ります。折りすじから同じ幅をあけると、きれいな仕上がりになります。

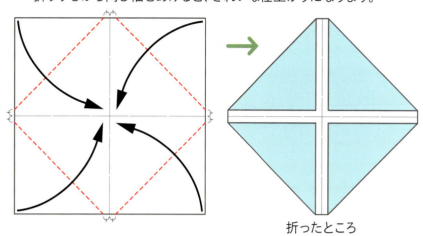

折ったところ

3 裏返して、半分のところで折りすじをつけます。

裏返す

折ったところ

4 折りすじのところで図のように折ります。

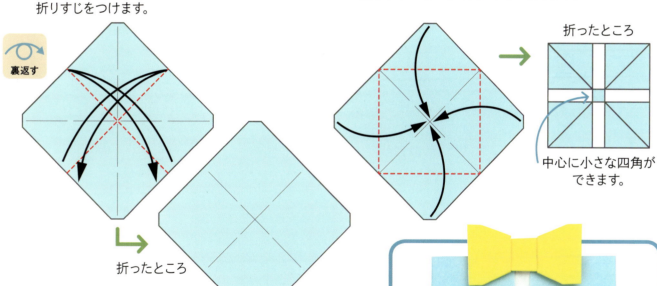

折ったところ

中心に小さな四角ができます。

5 裏返して、プレゼントボックスの完成。

裏返す

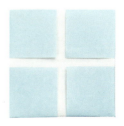

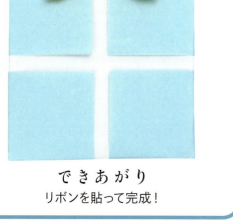

できあがり
リボンを貼って完成！

折り手紙2種 初級

こんな折り手紙でメッセージを
渡したら喜ばれそうですね。

紙のサイズ
ハートの折り手紙：15cm×15cm　1枚
シンプルな封筒：15cm×15cm　1枚

仕上がりサイズ
ハートの折り手紙：約7.5cm×7.5cm
シンプルな封筒：約8cm×10.5cm

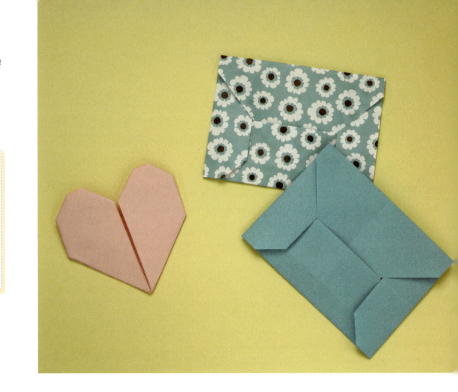

ハートの折り手紙

1 ①、②の順で三等分になるように折ります。

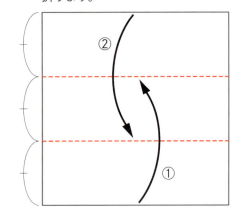

2 半分に折りすじをつけます。

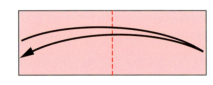

3 真ん中に合わせて左右をななめに折ります。

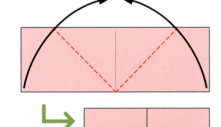

折ったところ

4 裏返して、左右の角をふちに合わせて三角に折ります。

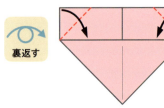

5 角を☆まで折ります。

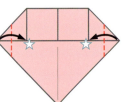

6 点線で折ります。

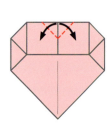

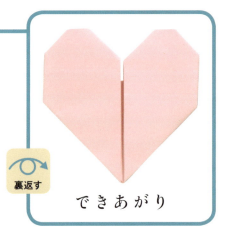

できあがり

シンプルな封筒

1 十字に折りすじをつけます。

2 3カ所の角を中心に合わせて折り、折りすじをつけます。

3 3カ所の角を折りすじに合わせて折ります。

4 下のふちを真ん中に合わせて折ります。

5 左右を②の折りすじで折ります。

6 上の角を中へ差し込みながら折ります。

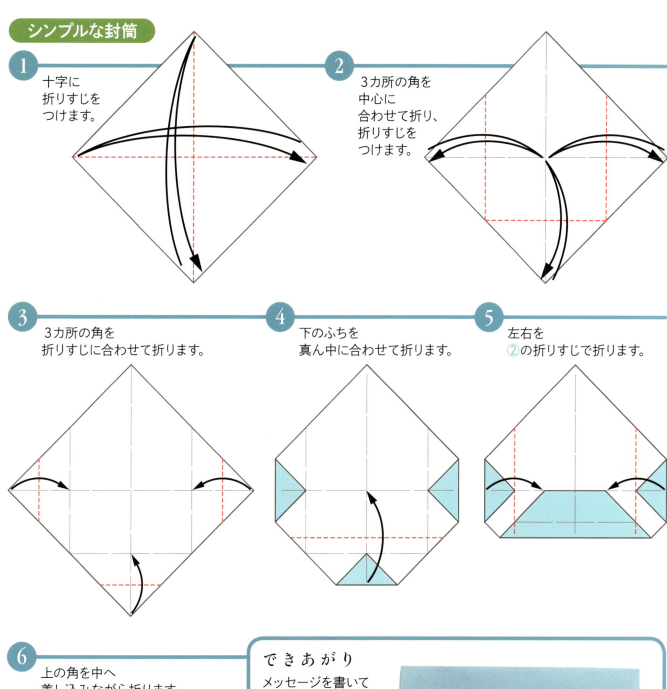

できあがり

メッセージを書いて折ってもいいですし、中に手紙やカードを入れて、封筒としても使えます。

たとう折りの折り手紙

上級

伝承のたとう折りです。
しっかりしているので
ポチ袋としても使えます。

紙のサイズ
15cm × 15cm ● 1枚
仕上がりサイズ
約8cm × 8cm

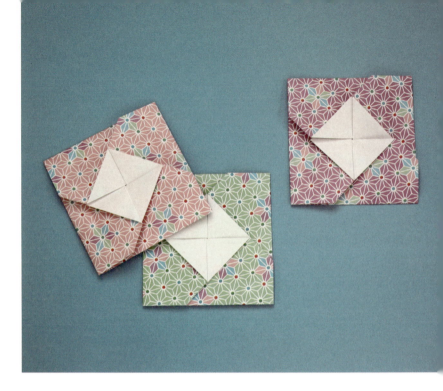

1. 色のついた面を上にして、十字に折りすじをつけます。

2. 4つの角を中心に合わせて折りすじをつけます。

3. 4つの角を折りすじに合わせて折ります。

折ったところ

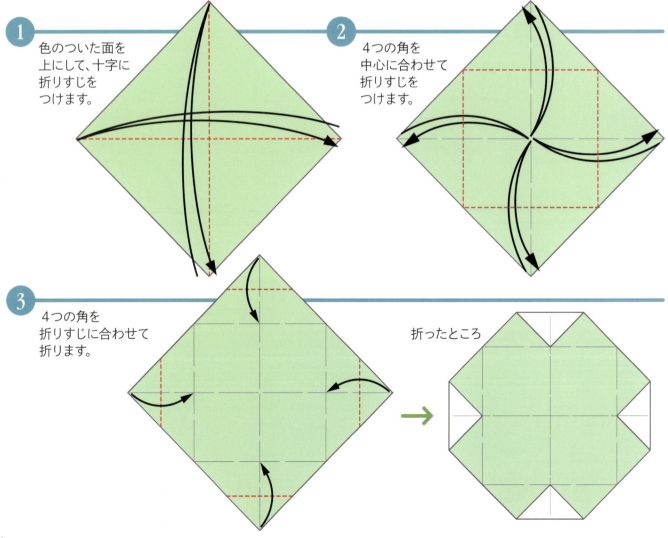

4

裏返して、
右を真ん中に合わせて
折ります。

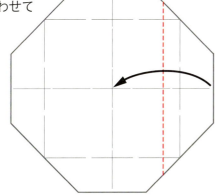

5

下を真ん中に合わせて
折ります。

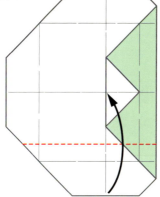

6

左を真ん中に合わせて
折ります。

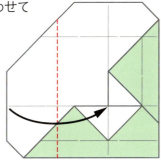

7

上を真ん中に合わせて
折りすじをつけます。

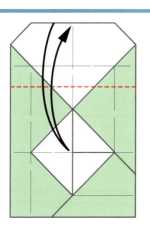

8

向きを変えて
○の部分を少し広げます。
斜線部分を
内側に折り込みながら
重ねて閉じます。

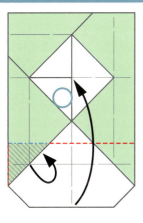
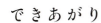

差し込んでいる
ところ

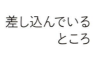
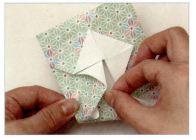

できあがり

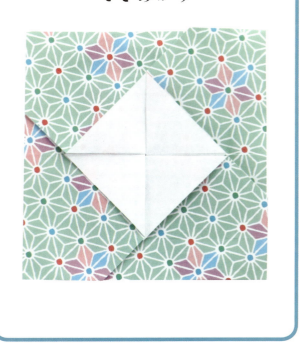

たまごの折り手紙

 初級

たまごの殻をとるとメッセージが！
黄身の部分は黄色かオレンジ色の
紙を使うとたまごらしくなります。

紙のサイズ
上の殻：15㎝×15㎝　1枚
（薄めの色か白色）
下の殻と黄身：15㎝×15㎝　1枚
（オレンジか黄色）

仕上がりサイズ
約11㎝×7.5㎝

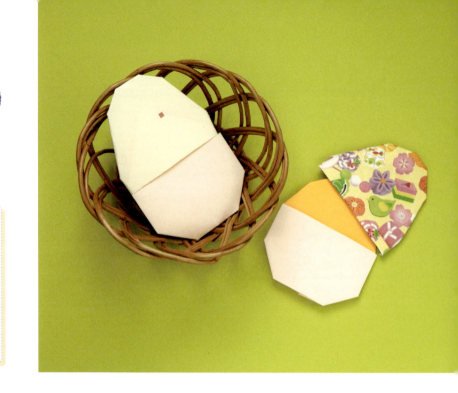

上の殻

1 色のついた面を上にして、下に半分に折ります。

2 左右のはしをそれぞれななめ下に折ります。★の線が☆の線と平行に重なるように折ります。

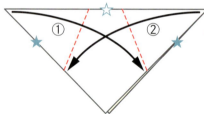

ポイント
3つ折りが難しい人は、P.6のコップの折り方を参照するときれいに折れます。

3 下の逆三角形部分を上に折り、2枚とも折りすじをつけます。

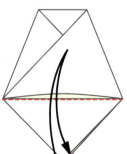
拡大

4 下の逆三角形部分の手前の1枚を、上側の袋部分に差し込みます。

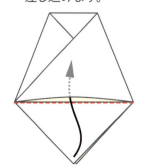

5 残った1枚は内側へ差し込みます。

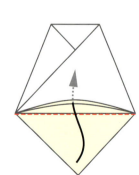

6 4つの角を少し折って、裏返したら完成。

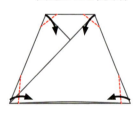

裏返す

下の殻と黄身

1 色のついた面を上にして、半分に折りすじをつけます。

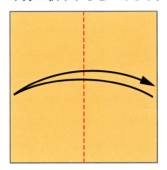

2 下から3分の1を折ります。

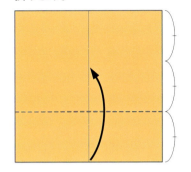

裏返す

3 裏返して、左右を真ん中に合わせて折ります。

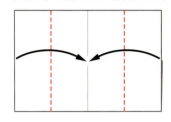

4 両角を真ん中に合わせてななめに折ります。黄身の部分だけを折ります。

拡大

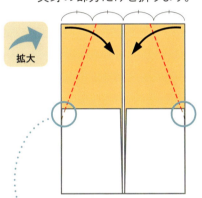

白身の内側の黄身を折る

5 上から7〜8mmのところを折ります。

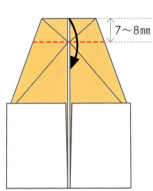

7〜8mm

6 上の両角を少し折ります。

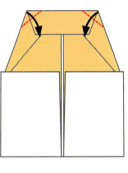

7 下の両角をななめに少し折ります。

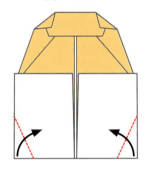

8 裏返して完成。

裏返す

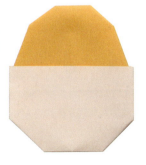

できあがり
上の殻に下の殻と黄身を差し込みます。

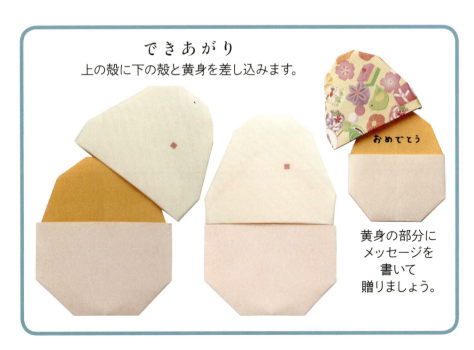

黄身の部分にメッセージを書いて贈りましょう。

つばき

上品なつばきの花を折ってみましょう。
花びらをカールさせることで
立体感が出ます。

紙のサイズ
花：15cm × 15cm　1枚
花の黄色い部分：3cm × 3cm　1枚
葉っぱ：7.5cm × 7.5cm　2枚

仕上がりサイズ
約7cm × 10cm

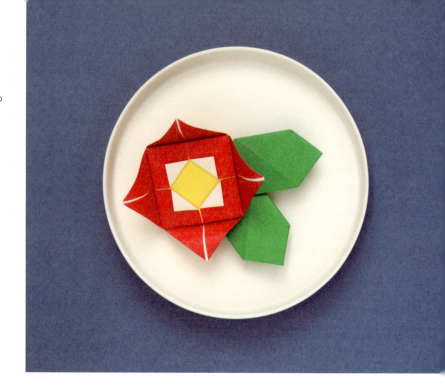

つばきの花

1 縦、横半分に折りすじをつけます。

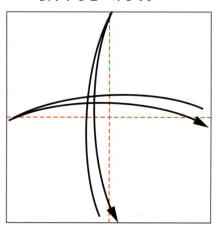

2 4つの角を中心に合わせて折ります。

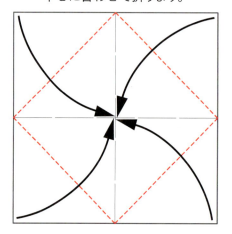

3 さらに4つの角を中心に合わせて折ります。

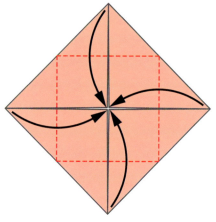

4 裏返して、4つの角を中心に合わせて折ります。

裏返す

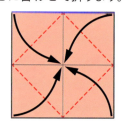

5 さらに4つの角を中心に合わせて折ります。

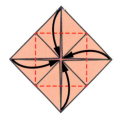

6 裏返して、図のように4カ所開きます。

裏返す

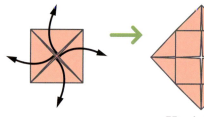

開いたところ

7
中心の角を
軽く外側に折ります。

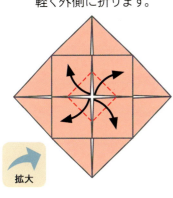

8
外側の4つの角に綿棒や
鉛筆などでカールをつけます。

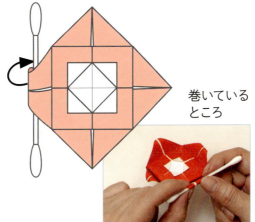

巻いている
ところ

9
中心を開きながら、
3cm×3cmくらいに切った
黄色の折り紙を入れたら完成。

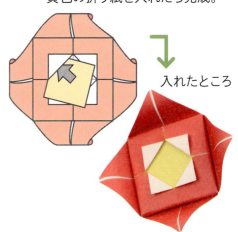

入れたところ

つばきの葉っぱ

1
縦、横半分に折りすじをつけます。

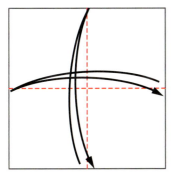

2
2つの角を真ん中まで折ります。

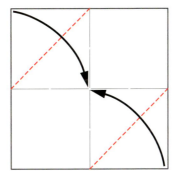

3
左右を真ん中まで折ります。

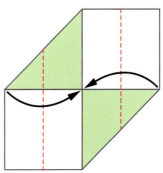

4
上の★の角を☆まで折りながら、
内側に差し込みます。
下の★も同様に
内側に差し込みます。

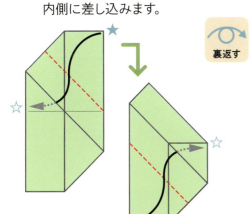

5
裏返して、上の角を
うしろに折ったら
葉っぱのできあがり。
同じものを
2つ作ります。

裏返す

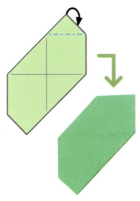

できあがり
花の裏に葉っぱをのりづけして完成。

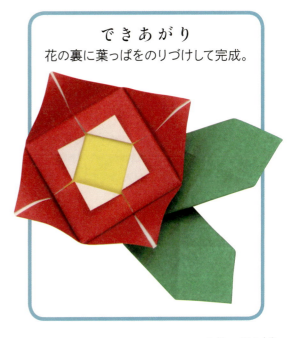

バラ

上級

プレゼントに貼っても
素敵なワンポイントに。
コースターとしても使えます。

紙のサイズ
15cm × 15cm ● 1枚

仕上がりサイズ
約8cm × 8cm

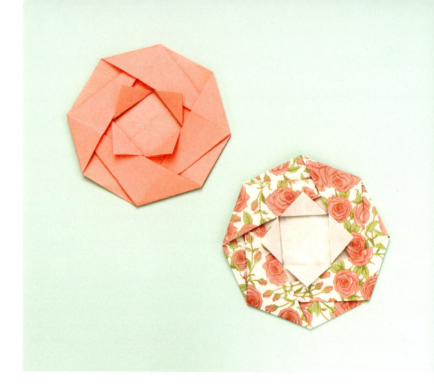

1
縦、横半分に
折りすじをつけます。

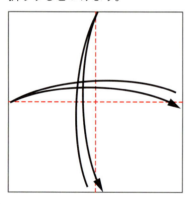

2
ななめ半分にも
折りすじをつけます。

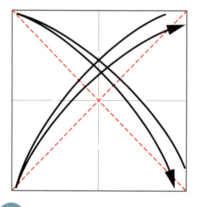

3
ななめの折りすじに合わせて
折ります。

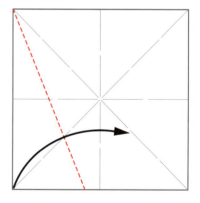

4
同じようにななめの折りすじに
合わせて折ります。

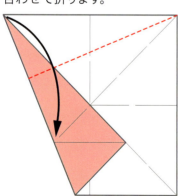

5
右側、下側の順で
図のように折ります。

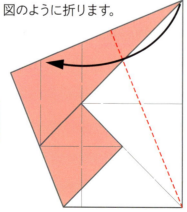

拡大

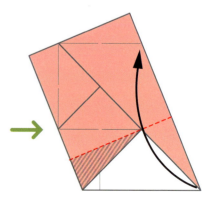

6

下側を開き、⑤の斜線の部分を写真のようにして中に折り込みます。

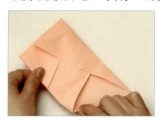 →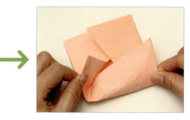

紙を開いて、左下の部分を折り込むようにします。 →

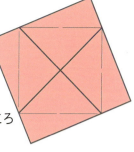

折り込んだところ

7

☆を★に合わせるようにして、○の角を開いてつぶすように折ります。

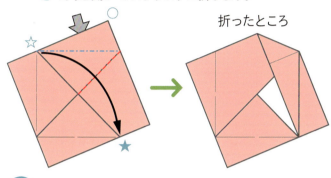

折ったところ

8

残りの2カ所も同じように折ります。

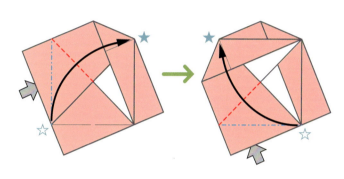

9

斜線部分の紙を上に重ね、⑦と同じように折ります。

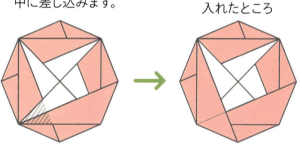

10

斜線部分の飛び出しているところを中に差し込みます。

入れたところ

11

残りの2カ所も同じようにします。

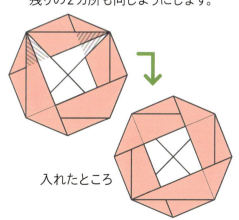

入れたところ

12

真ん中の部分を外に開くように折ります。

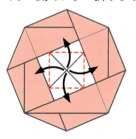

できあがり

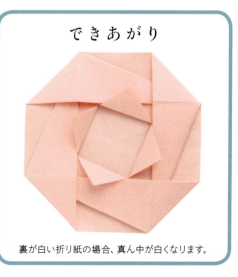

裏が白い折り紙の場合、真ん中が白くなります。

ゆり

上級

難易度は上がりますが、
立体的な花に挑戦してみましょう。
くきをつければ
花束にしてプレゼントもできますよ。

紙のサイズ
15cm×15cm ● 1枚
仕上がりサイズ
約7.5cm×10cm

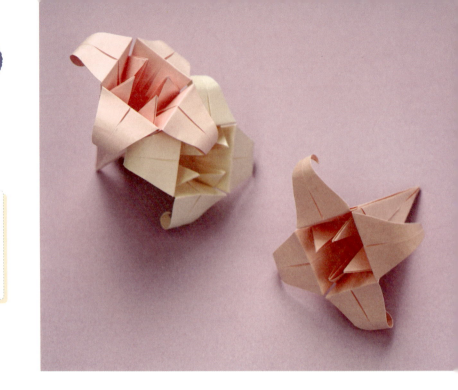

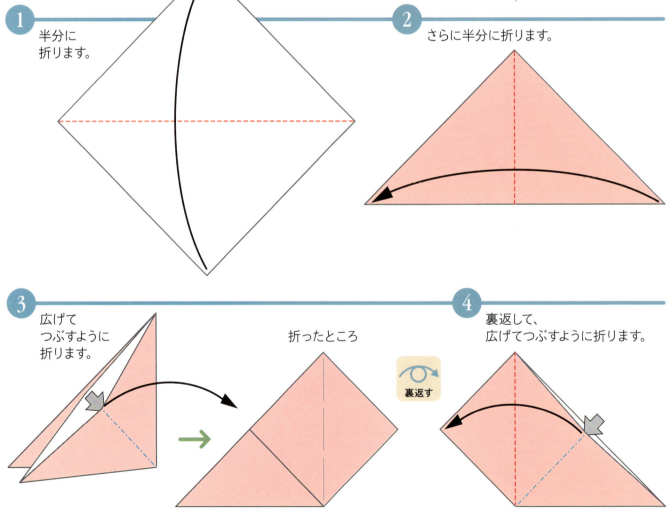

1 半分に折ります。

2 さらに半分に折ります。

3 広げてつぶすように折ります。

折ったところ

裏返す

4 裏返して、広げてつぶすように折ります。

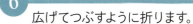

5
真ん中に合わせて折りすじをつけます。

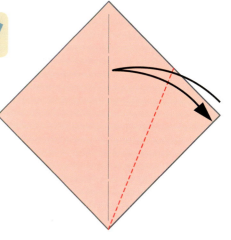

6
広げてつぶすように折ります。

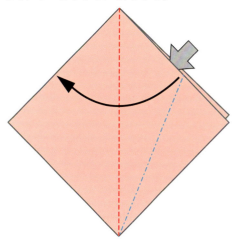

7
手前の2枚をめくります。

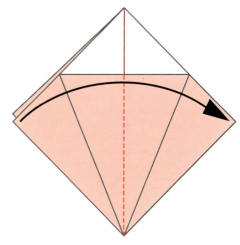

8
ほかの3カ所も⑤、⑥と同じように折ります。

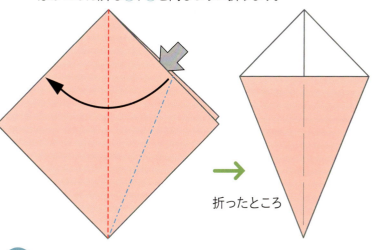

折ったところ

9
図の位置を正面にして、左右が均等の枚数になるようめくり、角を合わせて折りすじをつけます。

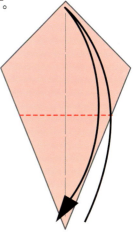

10
手前の2枚を真ん中に合わせて折りすじをつけます。同じように裏側も折りすじをつけます。

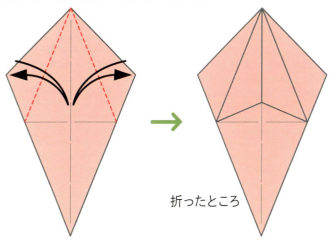

折ったところ

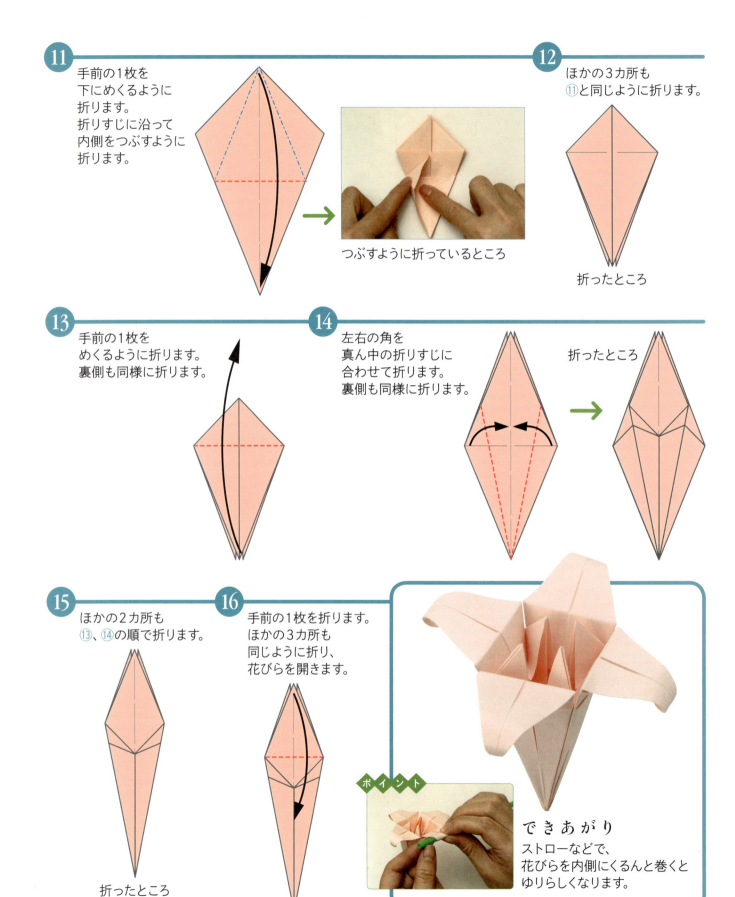

ゆりの花束を作ってみましょう

前のページで作ったゆりとストローで、かんたんに作れます。
ラッピングすれば、ちょっとした贈り物にぴったり。

材料

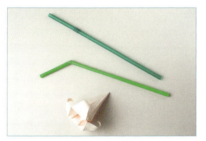

前のページで作ったゆり、
ストロー。

作り方

1

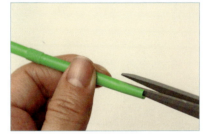

ストローの先にはさみで
切れ目を入れます。

2

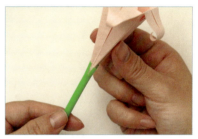

ストローにゆりを差し込みます。
ゆりのおしりに両面テープを
つけておくと、
しっかり固定されます。

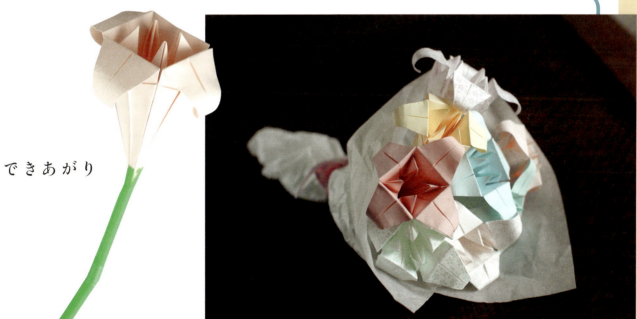

できあがり

ラッピングにはクッキングシートが包みやすくておすすめ。
リボンを結べば豪華な仕上がりに。
1色ではなく多色のゆりにすると華やかです。

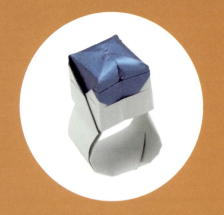
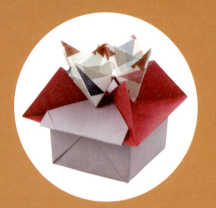
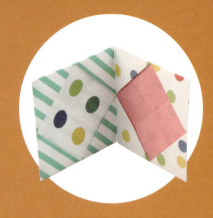

3章

役立つ

折るだけではなく、日常で使える作品がたくさんあります。
コースターやはし置きなどはおもてなしのときにも大活躍。
汚れたり、こわれたりしても、すぐに作れるのが折り紙のよいところ。
作品の使い方、役立て方をあれこれ考えることで、
脳が元気になっていきます。

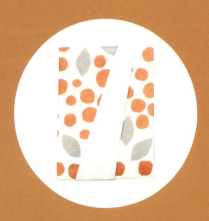
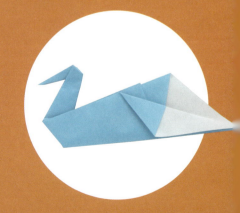

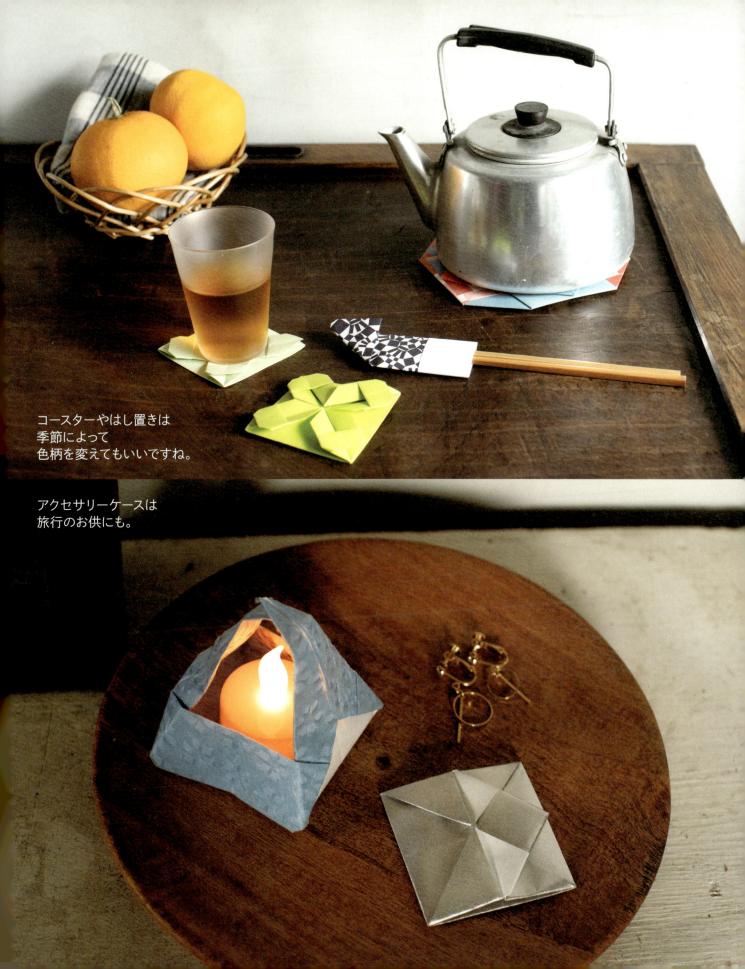

コースターやはし置きは
季節によって
色柄を変えてもいいですね。

アクセサリーケースは
旅行のお供にも。

はし袋2種

初級

来客時には、
手づくりのはし袋でおもてなし。
会話も盛り上がりそうです。

紙のサイズ
魚のはし袋：15cm×15cm　1枚
鳥のはし袋：15cm×15cm　1枚

仕上がりサイズ
魚のはし袋：約4.5cm×11cm
鳥のはし袋：約6cm×13.5cm

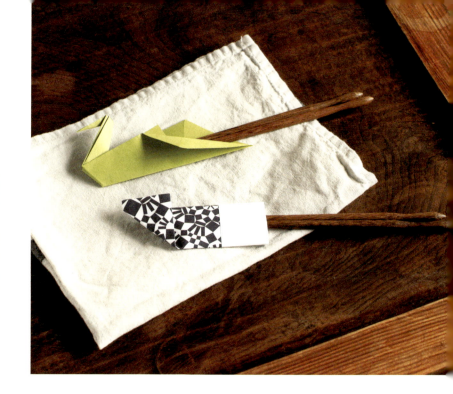

魚のはし袋

1 色のついた面を上にして、右側の3cmのところを折ります。

2 裏返して、真ん中に折りすじをつけます。

3 四等分にして、巻くように、上に向かって折ります。

4 左を図のようにななめに折ります。

できあがり

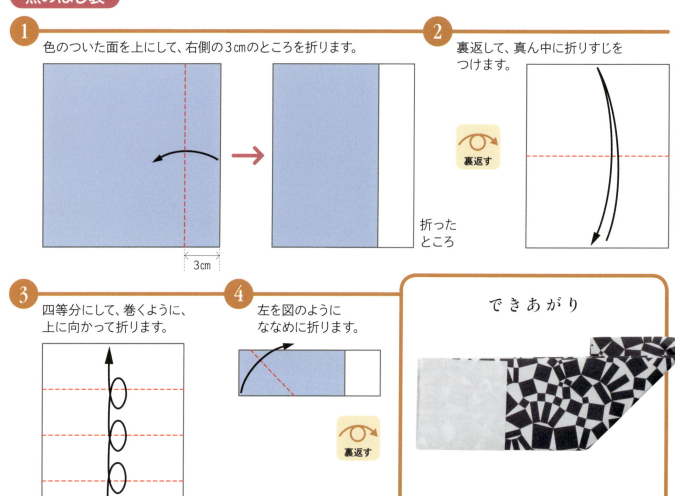

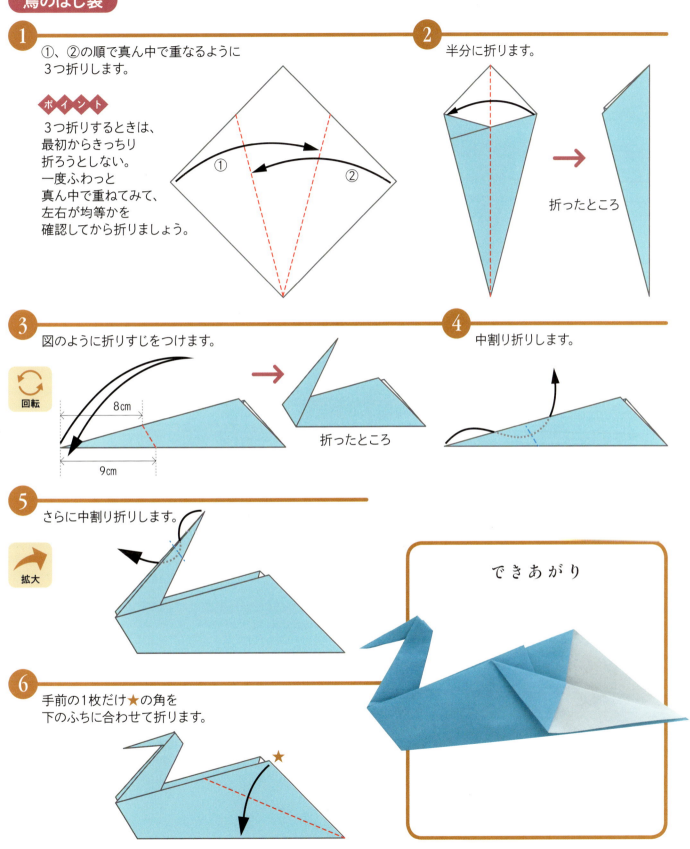

のし形の
はし袋

お正月やお祝いの席など、
おめでたい席に使いたいはし袋です。

紙のサイズ
15cm × 15cm　1枚

仕上がりサイズ
約21cm × 6.5cm

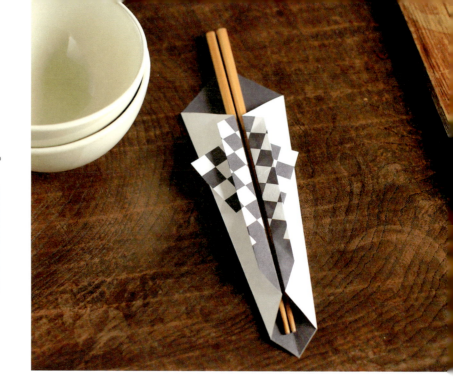

1
十字に折りすじをつけます。

2
上の角を中心に合わせて折りすじをつけます。

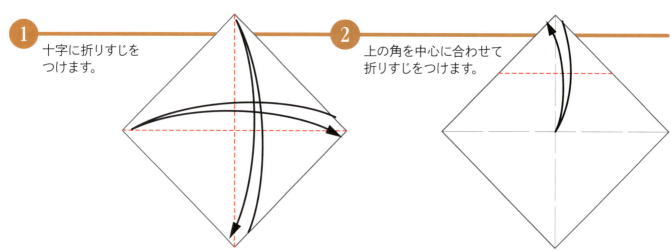

3
2本の折りすじの中間に合わせて右側を折ります。

4
角と角を合わせるように左側を折ります。

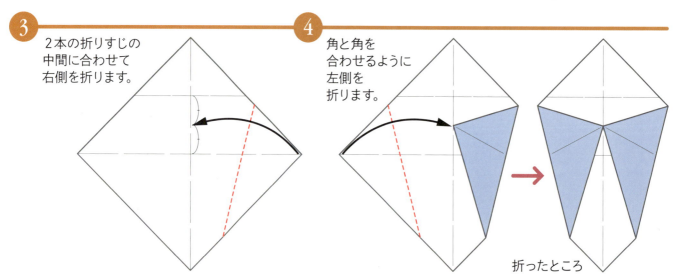

折ったところ

5
裏返して、左右のはしを
真ん中に合わせて折ります。
このとき、下の紙を
外に出すようにします。

裏返す

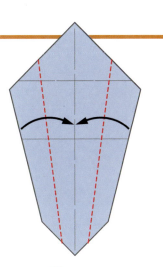

6
左に重ねるように
折ります。

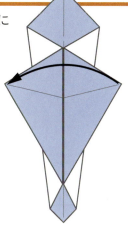

7
手前の1枚を
図のように折ります。

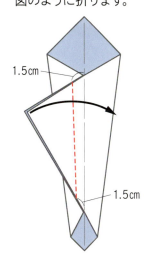

8
真ん中で開くように
折ります。

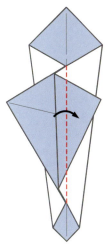

9
左側の紙を
右に重ねるように折ります。

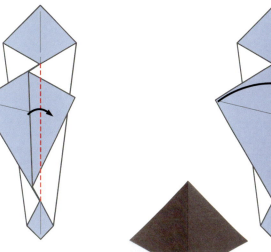

10
右側の紙のはしに合わせて、
⑦と同じように折ります。

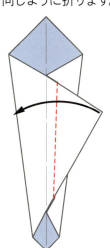

11
真ん中で、
開くように折ります。

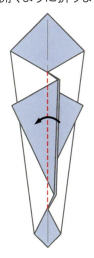

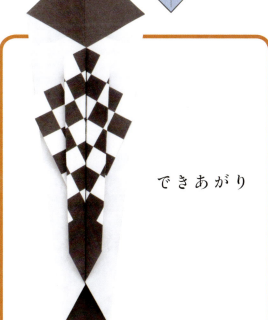

できあがり

エビのはし置き

立体的なエビのはし置きです。
おもてなしのときに
お出しすると喜ばれそう。

紙のサイズ
11.8cm × 11.8cm　1枚
仕上がりサイズ
約10cm × 2cm

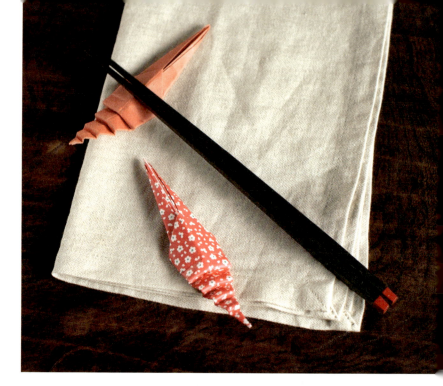

1 縦半分に折りすじをつけて（①）、下に半分に折ります（②）。

2 ななめに折りすじをつけます。

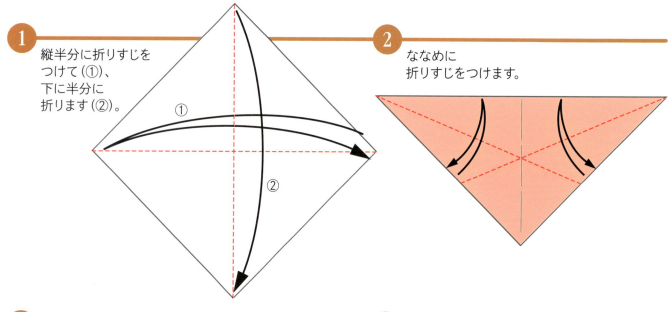

3 真ん中に合わせて折り、折りすじをつけます。

4 左右の角を下の角に合わせて折ります。

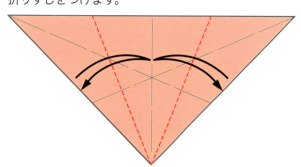
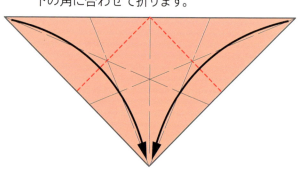

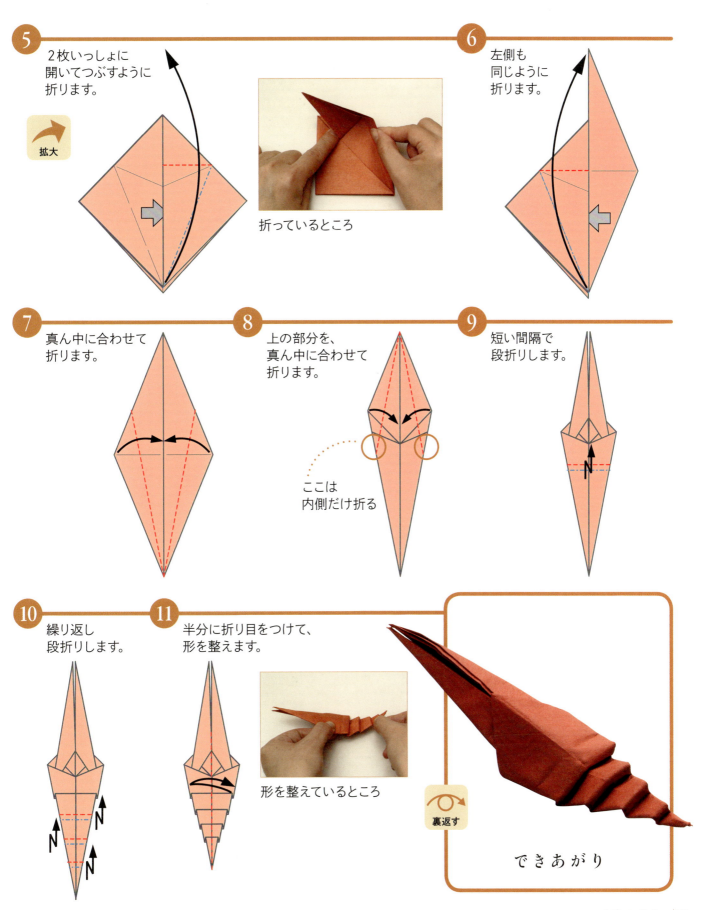

つばめのはし置き

中級

初夏にぴったりなはし置き。
途中まで伝承の「鶴」と同じ折り方。
思い出しながら作ってみましょう。

紙のサイズ
15cm × 15cm ● 1枚
仕上がりサイズ
約11.5cm × 11cm

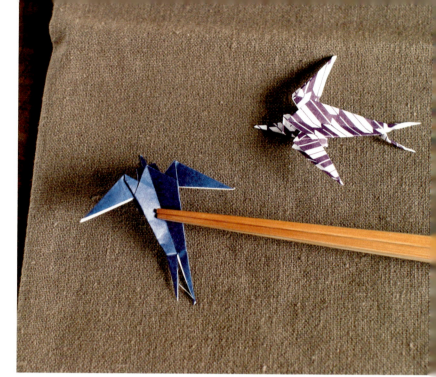

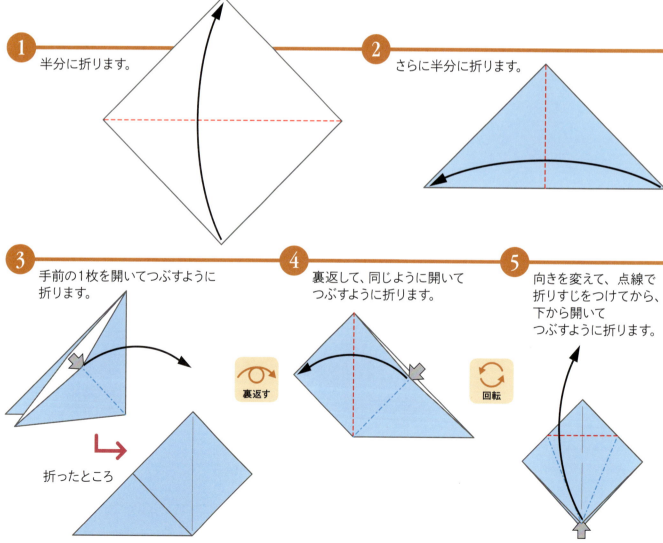

1. 半分に折ります。
2. さらに半分に折ります。
3. 手前の1枚を開いてつぶすように折ります。 折ったところ
4. 裏返して、同じように開いてつぶすように折ります。
5. 向きを変えて、点線で折りすじをつけてから、下から開いてつぶすように折ります。

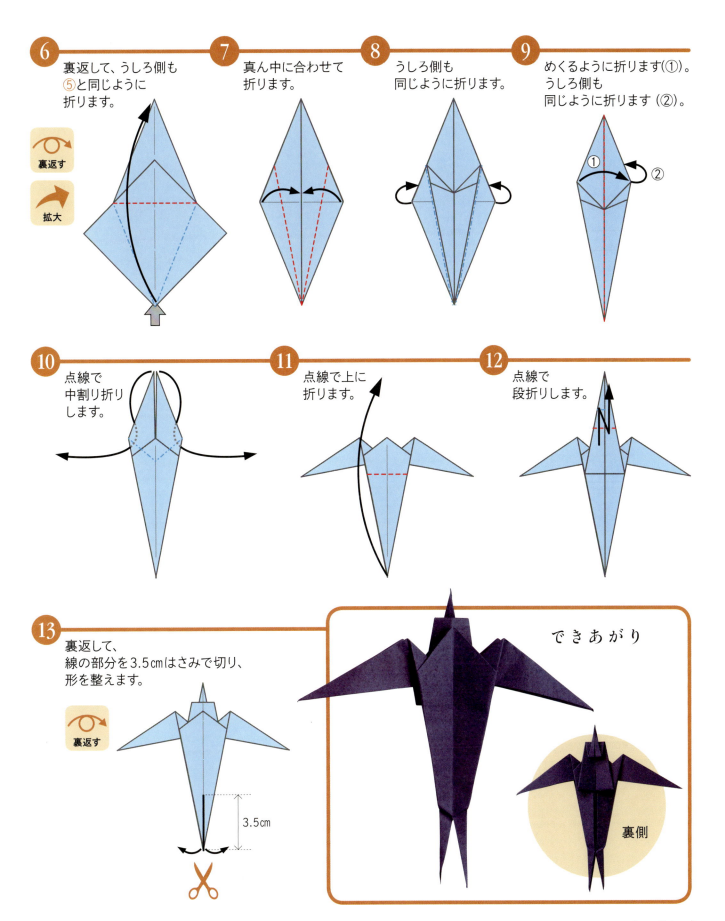

クローバーのコースター

初級

こんなコースターで飲み物を出せば、お客さまもにっこり。

紙のサイズ
15cm × 15cm　1枚

仕上がりサイズ
約 7.5cm × 7.5cm

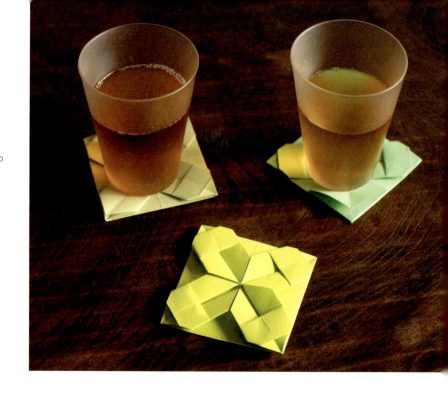

1
色のついた面を上にして、縦、横半分に折りすじをつけます。

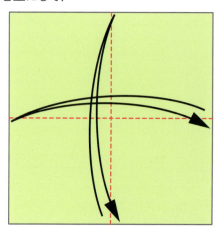

2
真ん中に合わせて折ります。

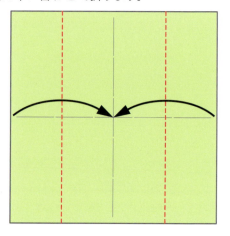

3
真ん中に合わせて折ります。

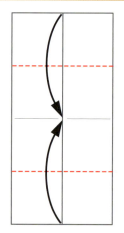

4
上の袋を引き出して、開いてつぶすように折ります。

拡大

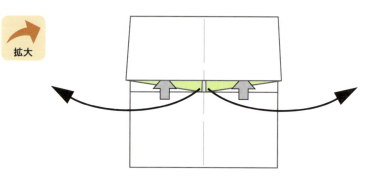

5
下側も同じように折ります。

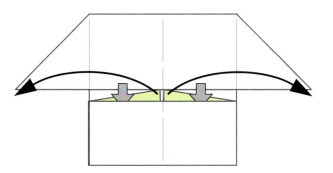

6
☆が★の位置にくるように、開いてつぶすように折ります。

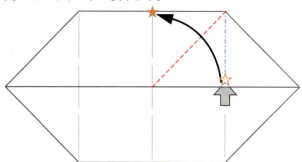

7
残りの3カ所も同じように折ります。

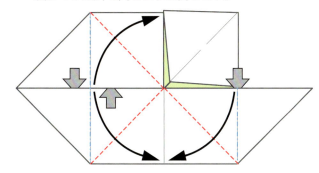

8
点線で折ります。

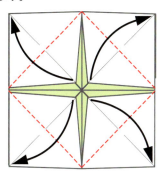

9
手前の紙を点線でうしろに折ります。

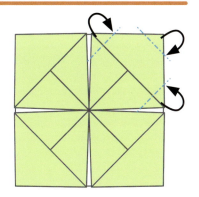

10
ほかの3カ所も⑨と同じように折ります。

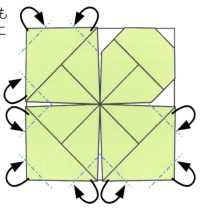

できあがり

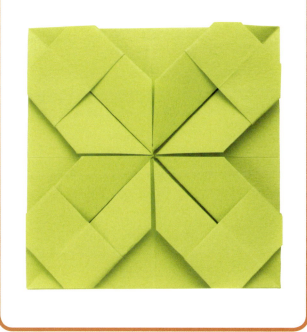

3章 ● 役立つ | 79

指輪のナプキンリング 上級

見た目も楽しい指輪の形の
ゴージャスなナプキンリングです。

紙のサイズ
15cm × 15cm ● 1枚
仕上がりサイズ
約6cm × 3cm

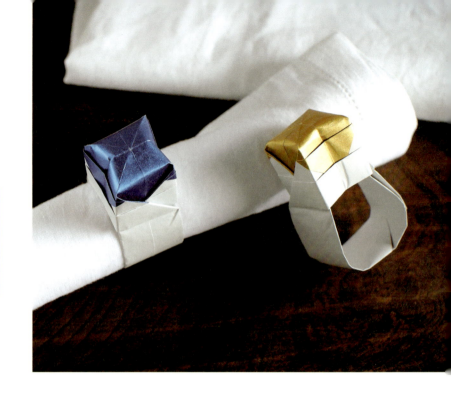

1
色のついた面を上にして、
十字に折りすじをつけます。

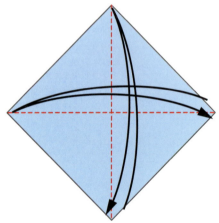

2
上下の角を
中心に合わせて折ります。

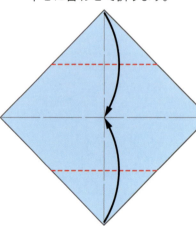

3
真ん中の折りすじに合わせて
折って戻します。

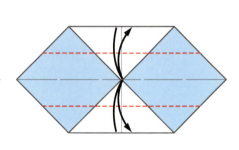

4
③でつけた折りすじに合わせて
折ります。

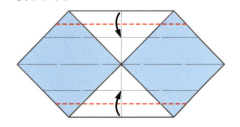

拡大

5
三角の角を
少し中に差し込んで折ります。

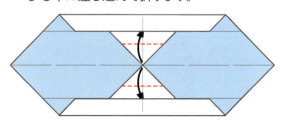

6
半分に折ります。

7
角を真ん中に合わせて折ります。

8
開いて⑥の図まで戻ります。

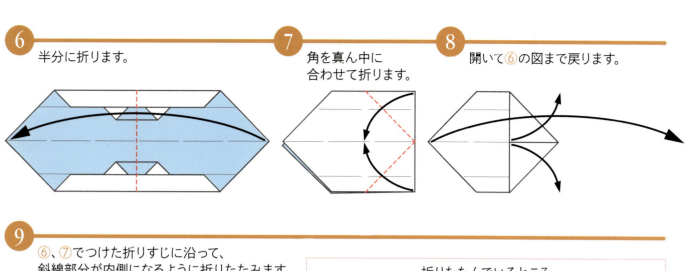

9
⑥、⑦でつけた折りすじに沿って、斜線部分が内側になるように折りたたみます。

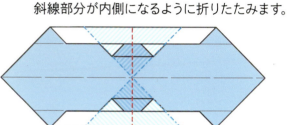

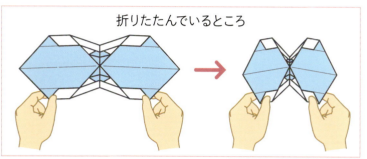

折りたたんでいるところ

10
手前の1枚を上から3分の1で折ります。

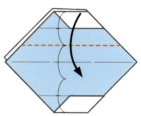

11
下側も同じようにして手前の1枚を折ります。

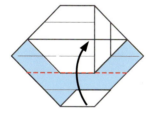

裏返す

回転

12
裏返して、⑩、⑪のように上、下の順に折ります。

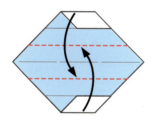

13
開くほうの先をそれぞれ持って広げ、宝石の部分の形を整えます。

拡大

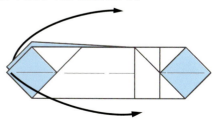

14
輪にしながら、両はしを差し込んでつなげます。

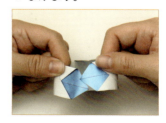

できあがり

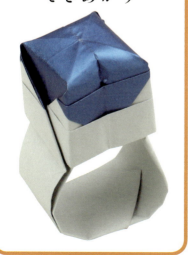

鶴のようじ入れ

鶴の形をした入れ物です。
小物入れにして使ってもいいですね。

紙のサイズ
15cm × 15cm　1枚
仕上がりサイズ
約 4.5cm × 9.5cm

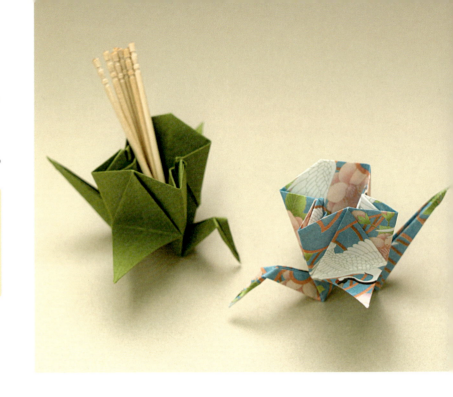

1
半分に折りすじをつけます。

2
真ん中に合わせて、
上下の角を折ります。

3
裏返して、
角が重なるように折ります。

4
裏返して、☆の部分を引っ張り、
開いてつぶすように折ります。

5
上側も同じように開いて
つぶすように折ります。

6
点線で折って、
開きます。

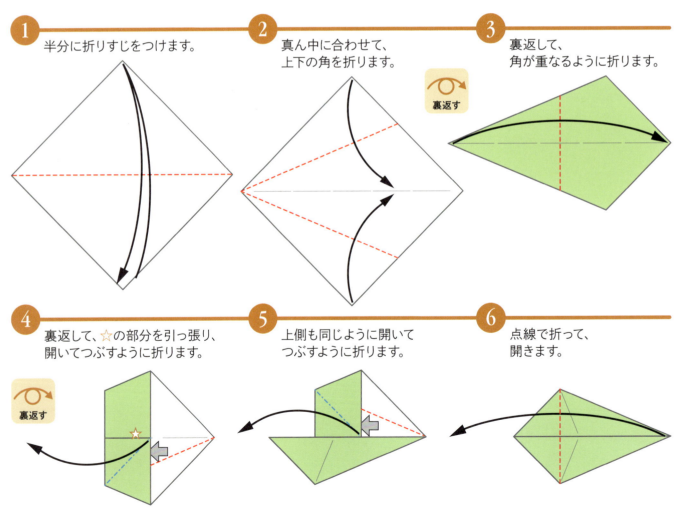

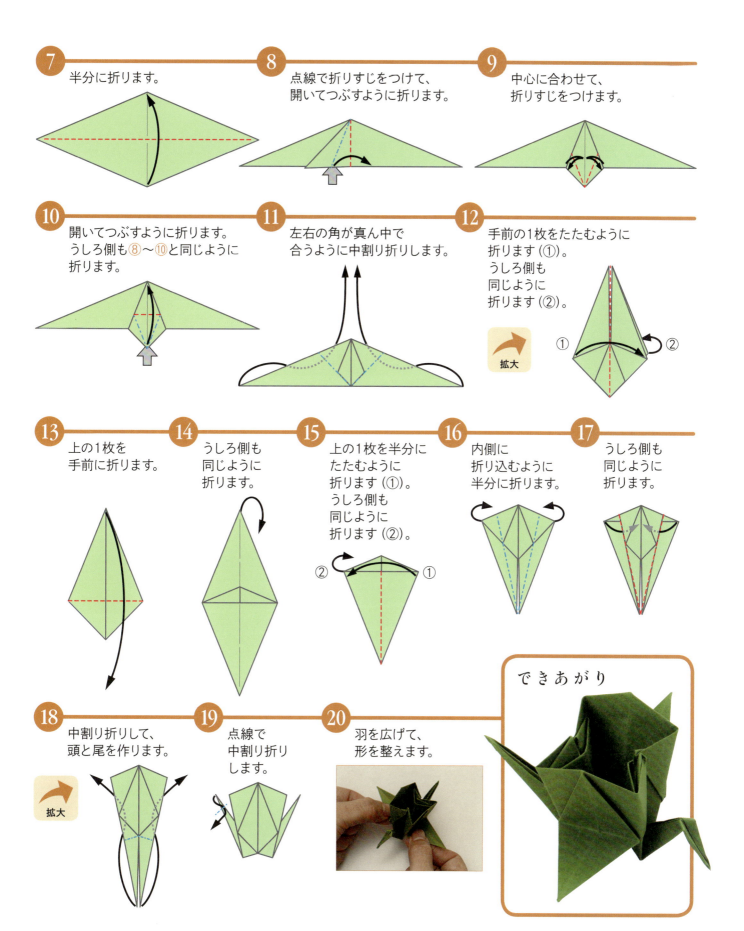

なべしき

初級

1色ではなく、いろんな色を組み合わせて楽しみましょう。

紙のサイズ
15cm×15cm　4枚
仕上がりサイズ
約15cm×15cm

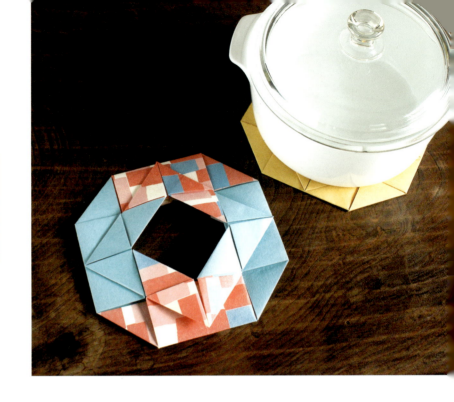

1
縦、横半分に折りすじをつけます。

2
真ん中に合わせて折ります。

3
真ん中に合わせて折ります。

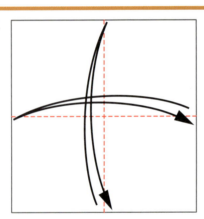

4
上の1枚を左右に開いてからつぶすように折ります。

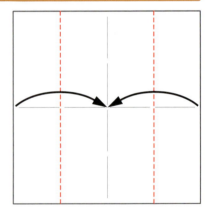

折っているところ

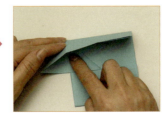

5
下も同様に折ります。

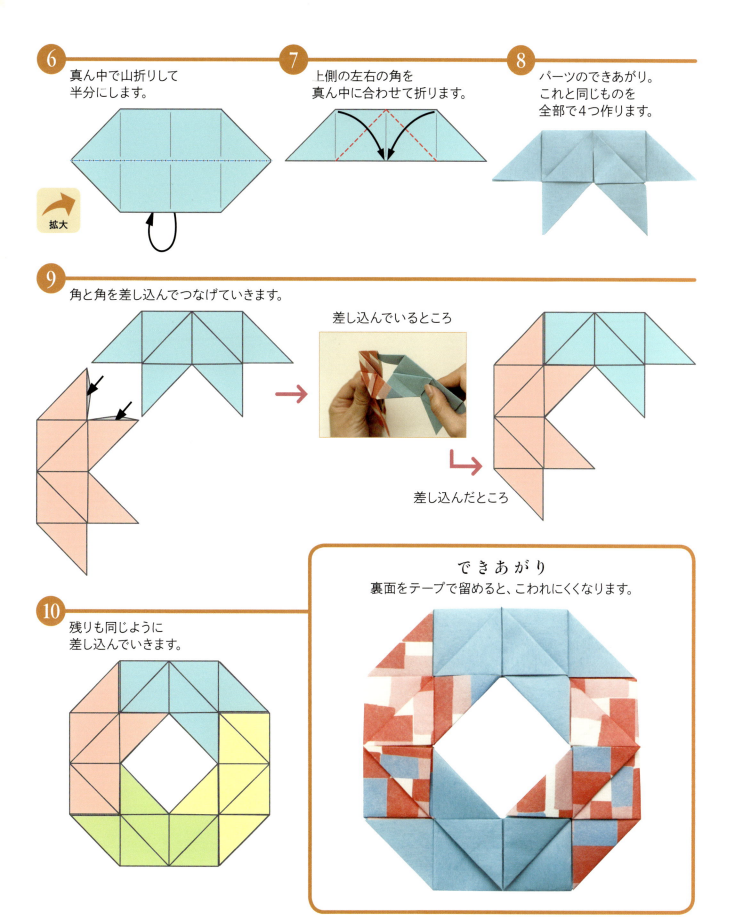

ランプシェード 中級

テーブルを彩る小さなランプ。
ランプは百円均一ショップでも
購入できるものなのでお手軽です。

紙のサイズ
15cm × 15cm ● 1枚
仕上がりサイズ
約7cm × 6cm

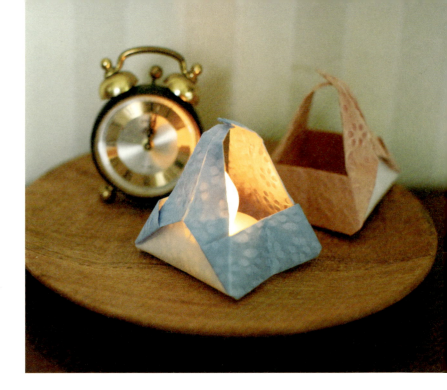

1
色のついた面を上にして、半分に折ります。

2
さらに半分に折ります。

3
手前の1枚を開いてつぶすように折ります。

折ったところ

4
裏返して、同じように開いてつぶすように折ります。

裏返す　拡大

5
半分に折って折りすじをつけます。

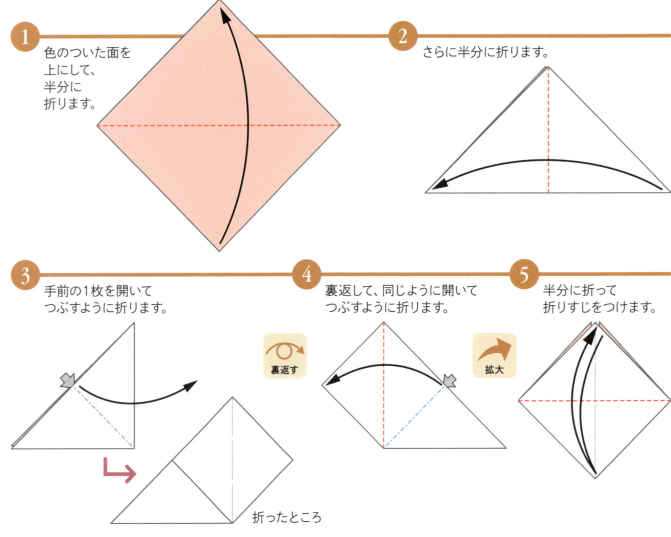

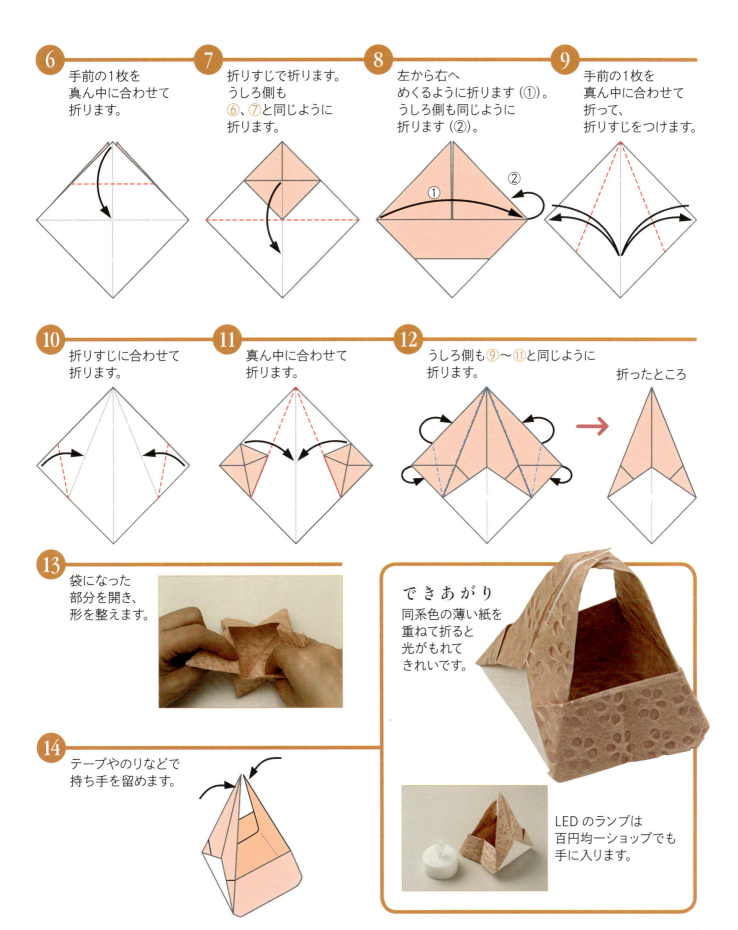

写真入れ2種 初級

飾ってもいいし、
写真を入れて大切な人に
プレゼントしてもよいですね。

紙のサイズ
フォトスタンド：15cm×15cm　2枚
フォトフレーム：15cm×15cm　1枚

仕上がりサイズ
フォトスタンド：約7.5cm×15cm
フォトフレーム：約10.5cm×10.5cm

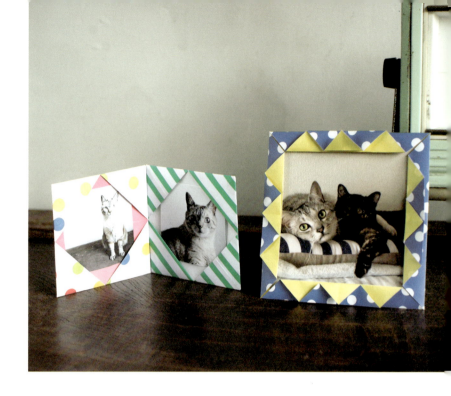

フォトスタンド

1 縦、横半分に折りすじをつけます。

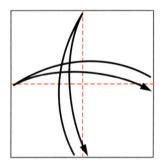

2 さらに、ななめ半分に折りすじをつけます。

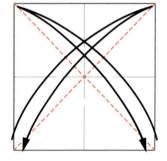

3 4つの角を中心に合わせて折って、折りすじをつけます。

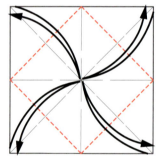

4 4つの角を折りすじに合わせて折ります。

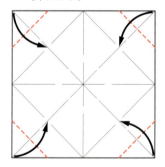

5 折りすじで折ります。

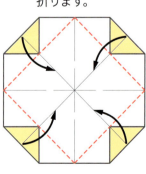

6 4つの角をうしろ側に半分に折ります。

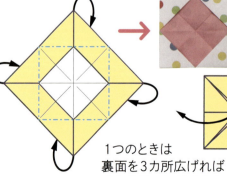

1つのときは裏面を3カ所広げれば立たせることができます。

できあがり
同じものを2つ作って裏面をテープなどで留めます。ななめに立ててスタンドにします。

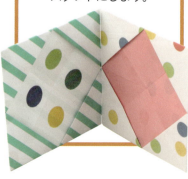

フォトフレーム

1 縦、横半分に折りすじをつけます。

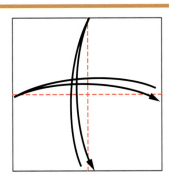

2 4つの角を中心に合わせて折ります。

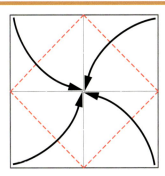

3 手前の1枚の中心の角を、4つとも外側に半分に折ります。

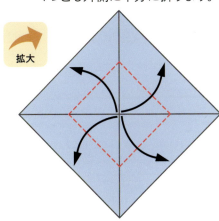

4 もう一度巻くように折ります。

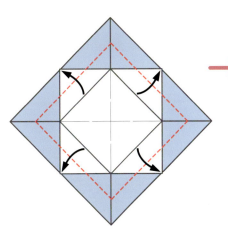

折ったところ

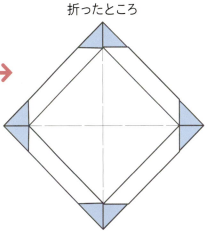

5 ③、④で折ったところを開き、折りすじに合わせて段折りにします。

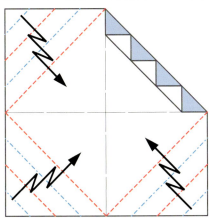

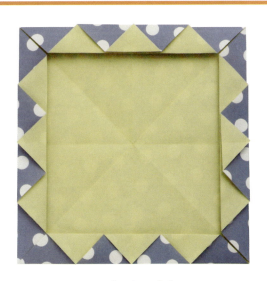

できあがり
写真以外にも絵や折り紙を貼ってもいいですね。

ペンキャップ 2種

中級

両面折り紙や、柄の折り紙で折るとカラフルになります。

紙のサイズ
鉛筆のキャップ：15cm × 15cm　1枚
こけしのキャップ：7.5cm × 7.5cm　1枚

仕上がりサイズ
鉛筆のキャップ：約8cm × 2.5cm
こけしのキャップ：約6cm × 2.5cm

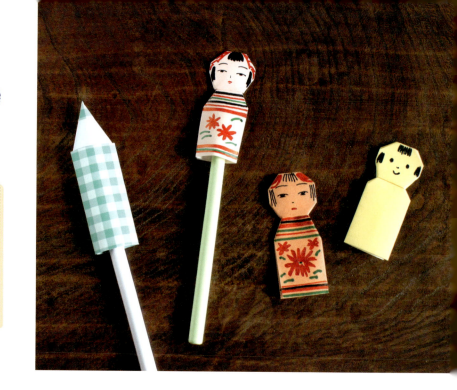

鉛筆のキャップ

1 半分に切ります。1枚だけ使います。

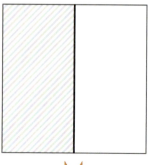

2 上の辺を1cmほど折ります。

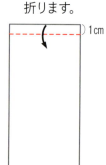

3 1.5cmあけて下の辺を折ります。

折ったところ

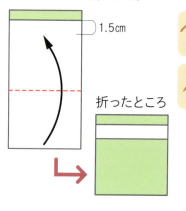

4 裏返して、上半分だけ折りすじをつけます。

裏返す　拡大

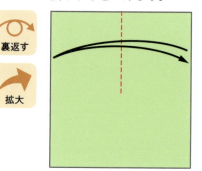

5 真ん中に合わせて角を折ります。

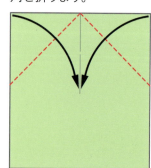

6 左から三等分のところを折ります。

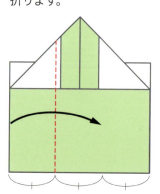

7 右側を折って折りすじをつけます。

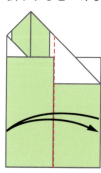

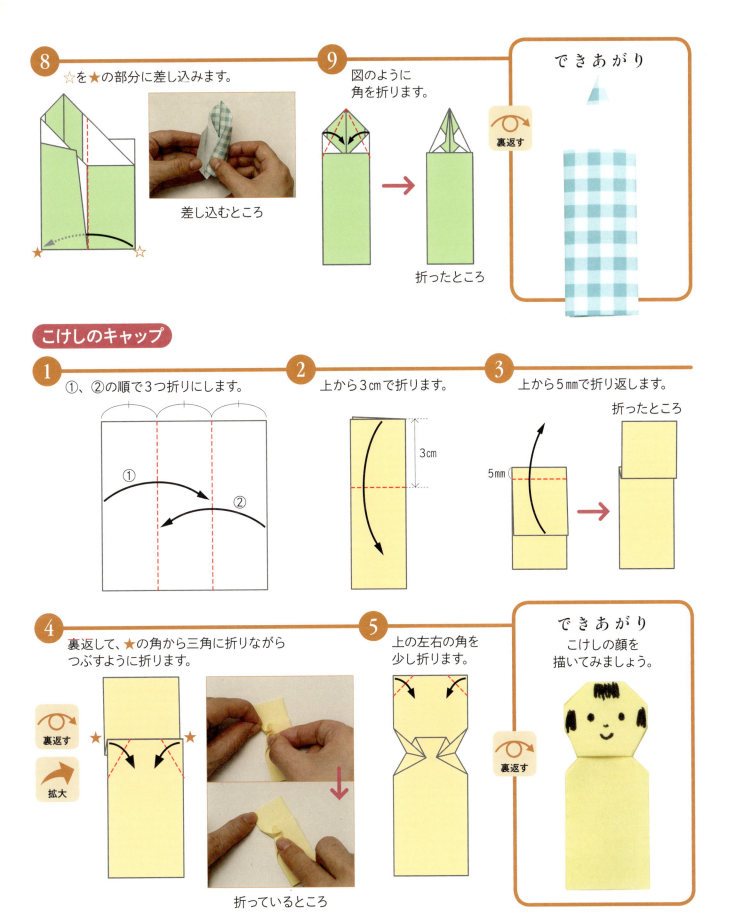

小物入れ 中級

アクセサリーや印鑑、クリップなどちょっとした小物の収納に便利。複数作ってつなげることもできます。

紙のサイズ
15cm × 15cm　1枚

仕上がりサイズ
約5.5cm × 15cm

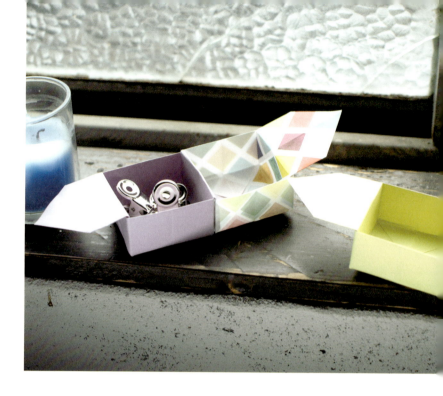

1. 色のついた面を上にして、半分に折ります。
2. さらに半分に折ります。
3. 手前の1枚を開いてつぶすように折ります。

折ったところ

4. 裏返して、同じように開いてつぶすように折ります。

裏返す

5. 紙を広げます。上下の角を中心に合わせて折ります。

折ったところ

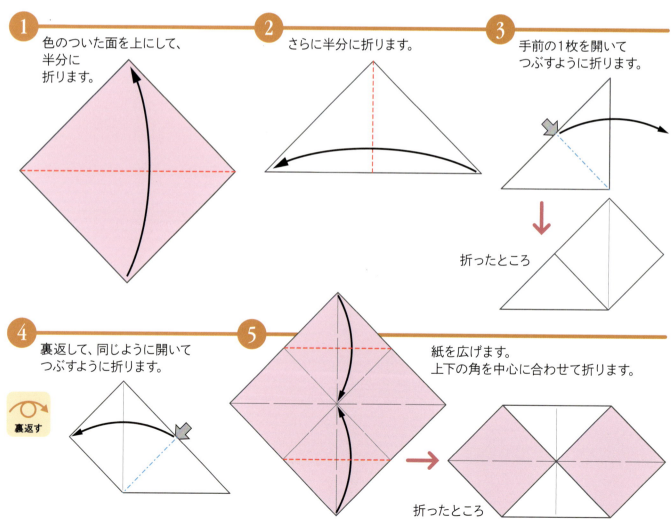

6
両はしを持ち上げるようにして、中心線が合うように折ります。

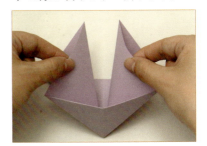

7
左から右へめくるように折ります（①）。うしろ側も同じように折ります（②）。

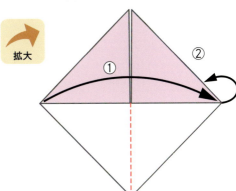

8
手前の1枚の左右の角を中心に合わせて折ります。

9
下の1枚はうしろ側に折ります。

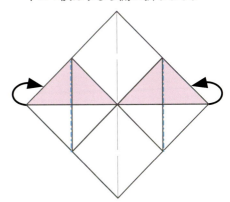

10
上の1枚を手前に折ります。

11
下の1枚はうしろ側に折ります。

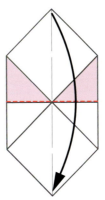

12
両はしを引いて開き、底が平らになるよう、形を整えます。

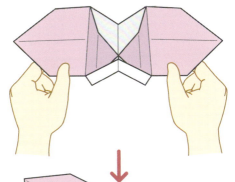

整えたところ

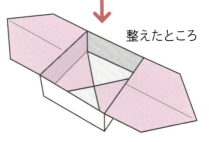

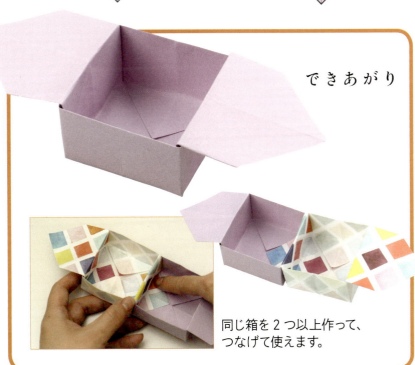

できあがり

同じ箱を2つ以上作って、つなげて使えます。

花の ギフトボックス 上級

前のページの小物入れと組み合わせて使えます。かわいい花飾りのついたギフトボックスです。

紙のサイズ
15cm × 15cm ● 2枚

仕上がりサイズ
約7.5cm × 7.5cm

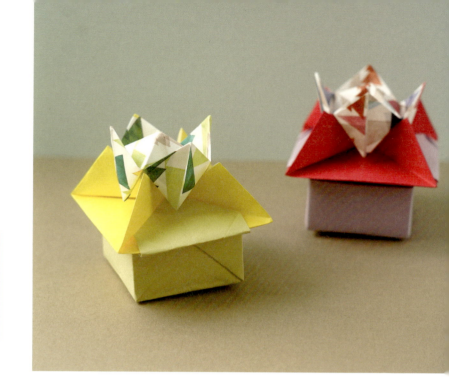

花の飾り

1
縦、横半分に折りすじをつけます。

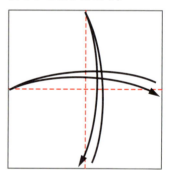

2
4つの角を中心に合わせて折ります。

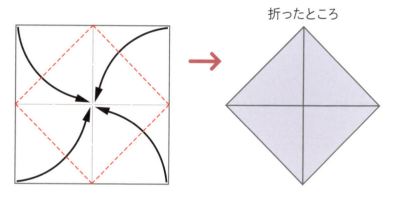

折ったところ

3
裏返して、同じように中心に合わせて折ります。

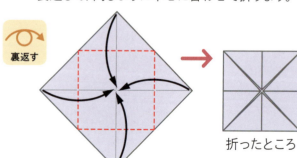

折ったところ

4
裏返して、同じように中心に合わせて折ります。

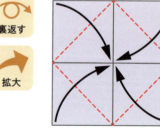 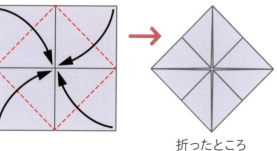

折ったところ

5
裏返して、点線で十字に谷折りで折りすじをつけます。

  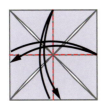

6
中心から外側に広げ、内側に空間を作ります。

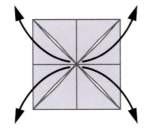

指を4本各場所に入れ、つまむように広げます。

7
花の飾りの完成。

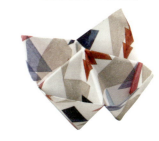

葉っぱのふた

1
縦、横半分に折りすじをつけます。

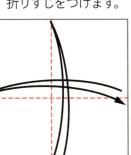

2
下の辺を真ん中に合わせて折ります。

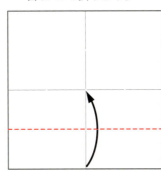

3
左の辺を真ん中に合わせて折ります。

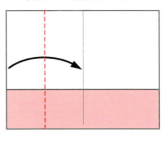

4
上の辺を真ん中に合わせて折ります。

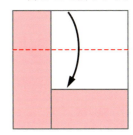

5
右の辺を真ん中に合わせて折ります。

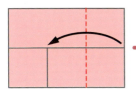 →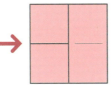

折ったところ

6
⑤で最後に折った部分を広げて、斜線の部分を中に折り込みます。

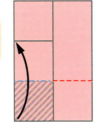 → 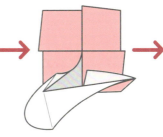 →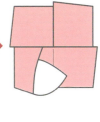

7
角を立てるように点線で折ります。葉っぱのふたの完成。

 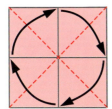

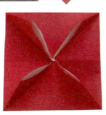

折ったところ

できあがり
小物入れの両はしの紙をふたのはしに合わせて折ります。花の飾りをのせて完成です。

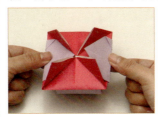

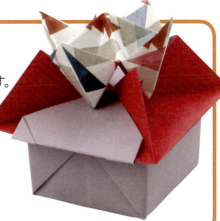

アクセサリー入れ

上級

アクセサリーや小物のケースです。
旅行やお出かけ時に、細々したものを
なくさず保管しておけるので便利。

紙のサイズ
15cm×15cm 1枚
仕上がりサイズ
約5.5cm×5.5cm

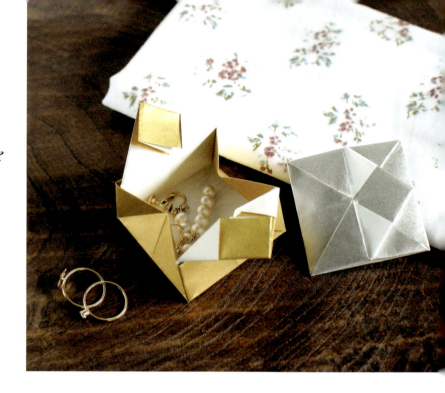

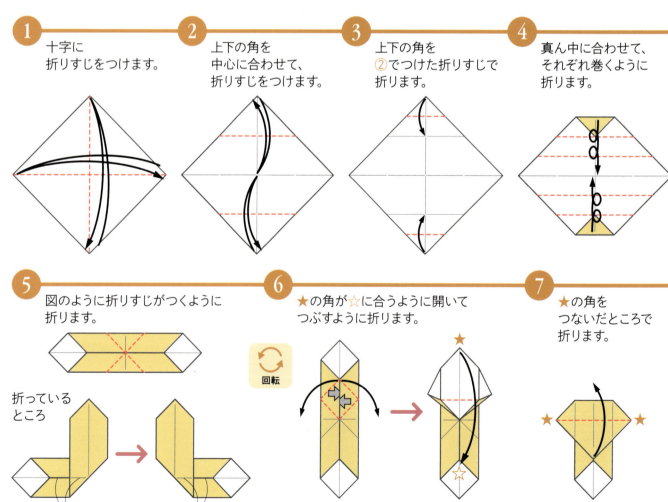

1. 十字に折りすじをつけます。
2. 上下の角を中心に合わせて、折りすじをつけます。
3. 上下の角を②でつけた折りすじで折ります。
4. 真ん中に合わせて、それぞれ巻くように折ります。
5. 図のように折りすじがつくように折ります。
   折っているところ
   この折りすじで揃える
6. ★の角が☆に合うように開いてつぶすように折ります。
   回転
7. ★の角をつないだところで折ります。

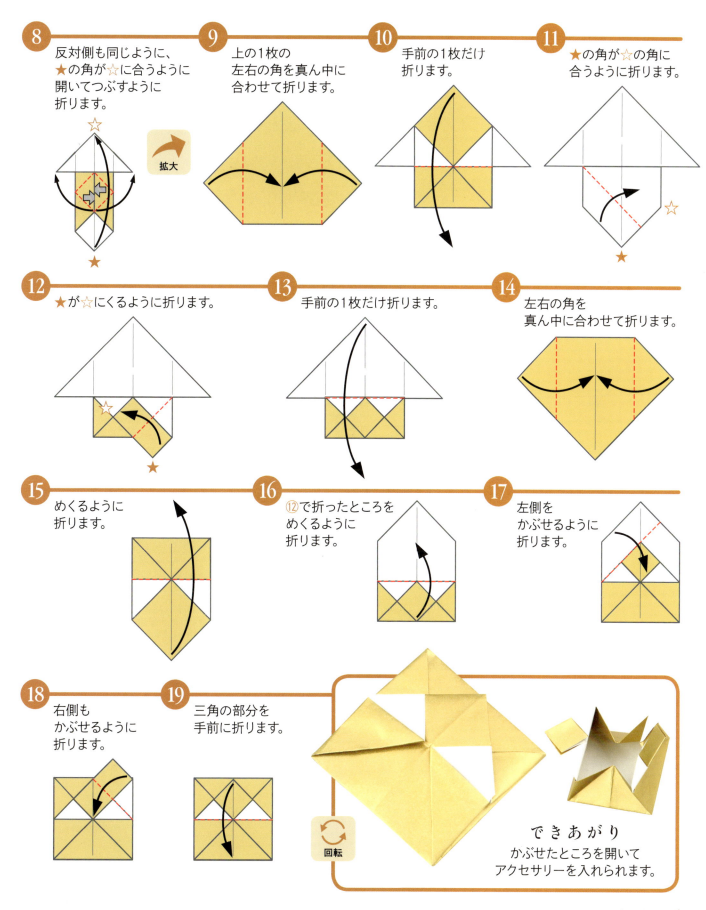

薬入れ2種

どちらも昔ながらの折り方。
ちょっとした小物を入れたり、
包むのにも役立ちます。

紙のサイズ
薬ケース：15cm×15cm　1枚
薬包み：15cm×15cm　1枚
仕上がりサイズ
薬ケース：約8cm×8cm
薬包み：約5cm×7cm

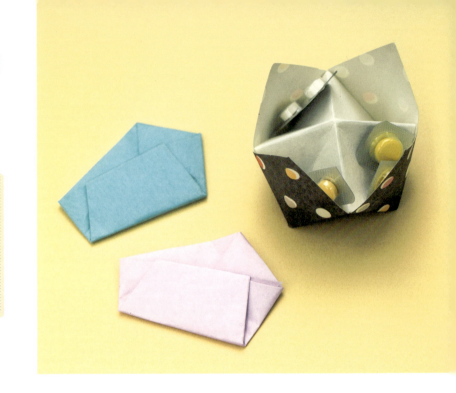

薬ケース

1 縦、横半分に折りすじをつけます。

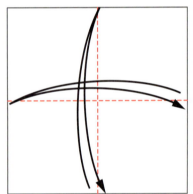

2 4つの角を中心に合わせて折ります。

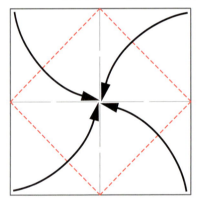

折ったところ

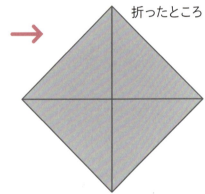

3 裏返して、4つの角を中心に合わせて折ります。

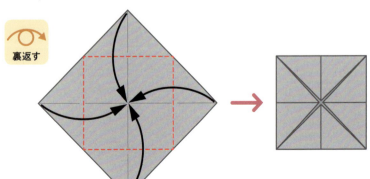

4 裏返して、点線で折りすじをつけます。

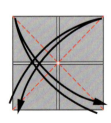

5 中心から外側に広げ、内側に空間を作ります。

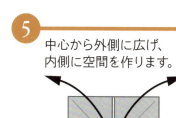

ポイント

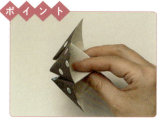

十字に軽く折ってから戻し、指を4本各場所に入れ、つまむように広げるとやりやすい。

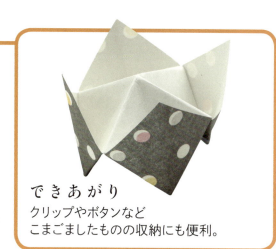

できあがり
クリップやボタンなどこまごましたものの収納にも便利。

昔ながらの薬包み

1 半分に折ります。

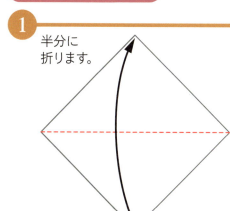

2 左の角を★の辺が下の辺と平行になるように折ります。

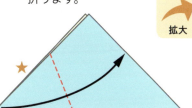

拡大

3 右の角を左の辺の二等分の位置に合わせて折ります。

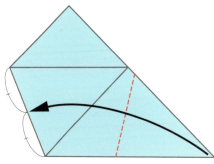

4 二等分になるところで折ります。

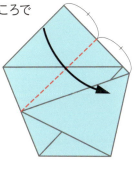

5 ③で折った部分より、はみ出すようにななめに折ります。

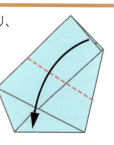

6 はみ出した部分を写真のように内側に入れます。

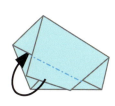

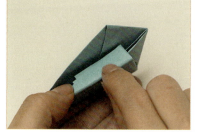

折り込んでいるところ

できあがり

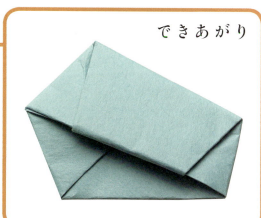

しおり2種

初級

本のページの角に
かぶせるタイプのしおりです。
かわいいうえに実用的！

紙のサイズ
三角のしおり：7.5㎝×7.5㎝　1枚
ひし形のしおり：7.5㎝×7.5㎝　1枚

仕上がりサイズ
三角のしおり：約5㎝×5㎝
ひし形のしおり：約4.5㎝×5㎝

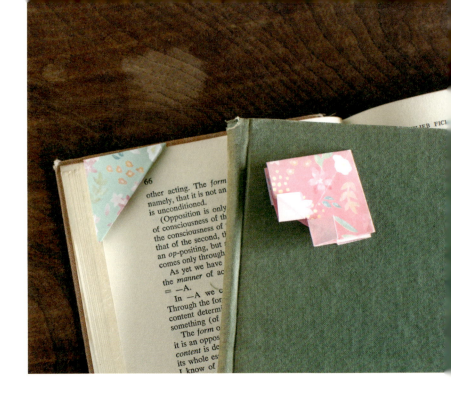

三角のしおり

1 半分に折ります。

2 さらに半分に折ります。

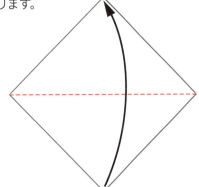

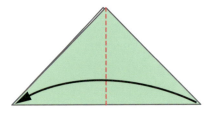

3 手前の1枚を広げてつぶすように折ります。

4 裏返して、広げてつぶすように折ります。

拡大

折ったところ

裏返す

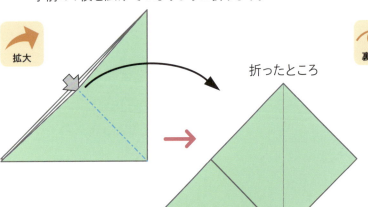

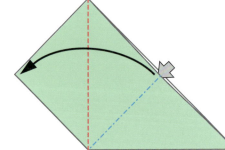

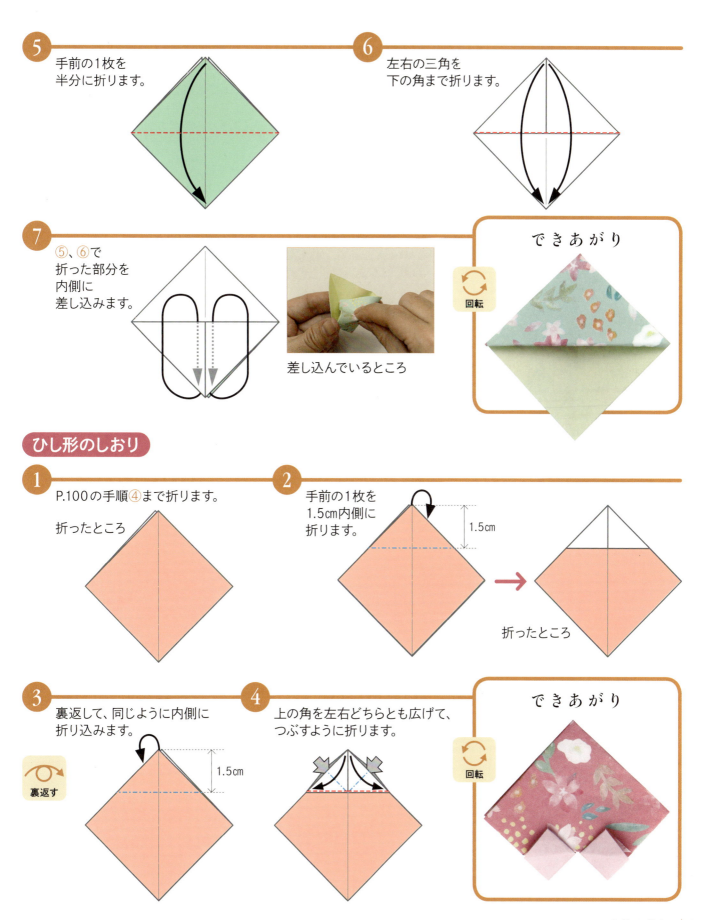

ポチ袋2種　初級

いろんな柄で作っておいて
持ち歩けば、
とっさのときに役立ちます。

紙のサイズ
ポチ袋・1：15cm×15cm　1枚
ポチ袋・2：15cm×15cm　1枚

仕上がりサイズ
ポチ袋・1：約7cm×5cm
ポチ袋・2：約5cm×5cm

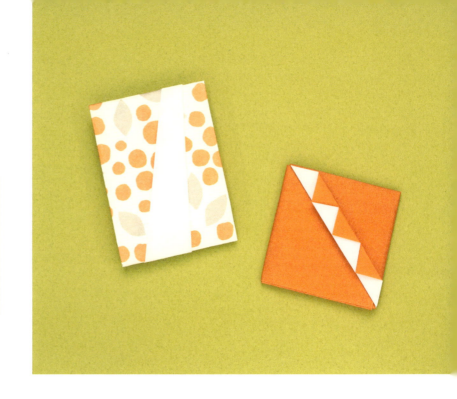

ポチ袋・1

1 ①、②の順に、三等分に折ります。

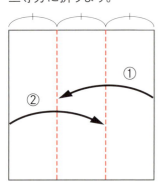

2 右下の角が左の辺にくるように、手前の1枚を折ります。

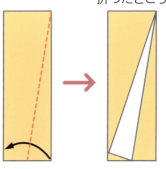

折ったところ

3 裏返して、下を3cm折ります。

 裏返す
 拡大

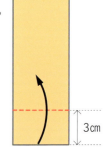

4 下に1cm重なるように折ります。

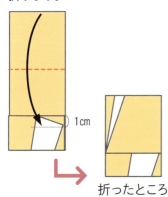

折ったところ

5 ③で折ったところに差し込みます。

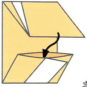

差し込んでいるところ

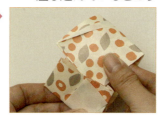

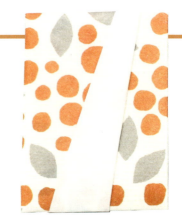

できあがり
②で折る幅を変えることで
デザインが変えられます。

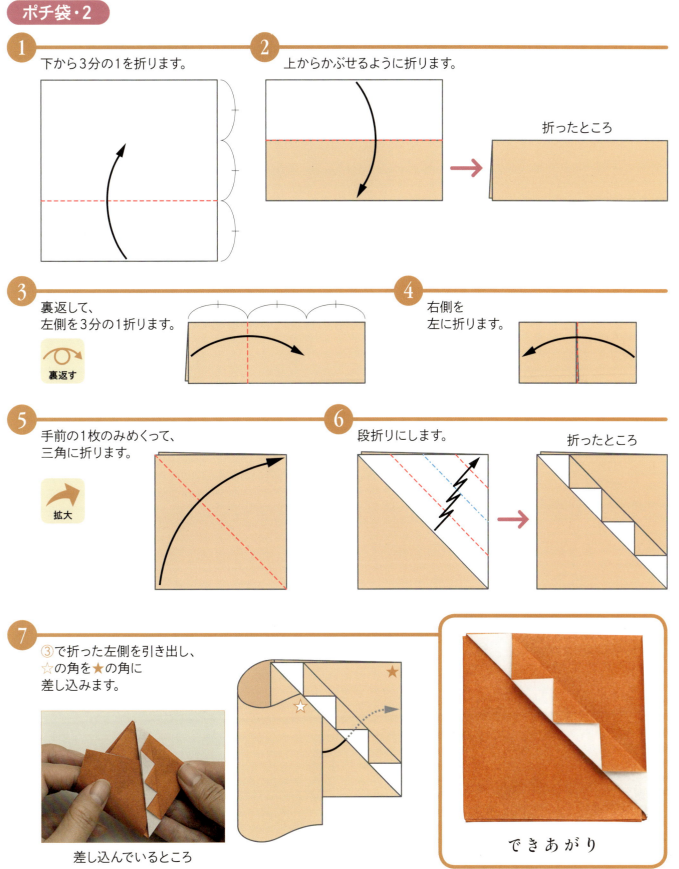

めがねスタンド

中級

お気に入りのめがねスタンドを作っておけば、「めがねどこ!?」と探さなくてもう大丈夫。

紙のサイズ
箱の部分：15cm×15cm　1枚
上の部分：15cm×15cm　2枚

仕上がりサイズ
約7.5cm×7.5cm

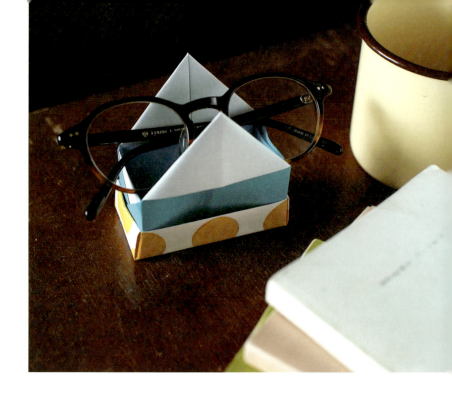

箱の部分

1 縦、横半分に折りすじをつけます。

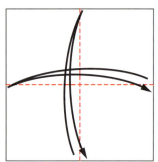

2 真ん中に合わせて折ります。

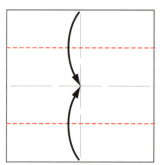

3 さらに真ん中に合わせて折ります。

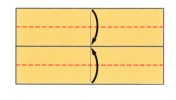

4 真ん中に合わせて折りすじをつけます。

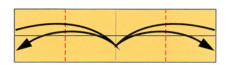

5 ④の折りすじに合わせて、さらに折りすじをつけます。

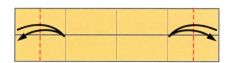

6 上の角を折って、折りすじをつけます。

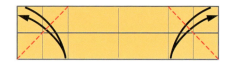

7 下の角も同じようにおりすじをつけます。

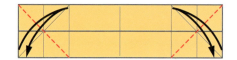

8
立てるように開いて、左右を折りすじで折りたたみます。

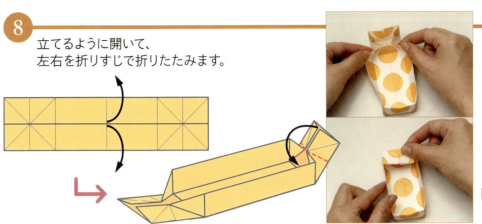

開いて折りたたんでいるところ

9
めがねスタンドの箱の部分が完成。

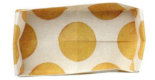

上の部分

1
色のついた面を上にして、縦、横半分に折りすじをつけます。

2
折りすじまで折ります。

折ったところ

3
裏返して、真ん中に合わせて折ります。

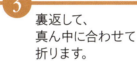
裏返す

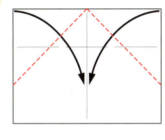

4
③で折ったところで折ります。

5
左右を真ん中に合わせて折りすじをつけます。

上の部分を差し込んでつなげ、箱の上にのせます。

できあがり

6
裏返して、めがねスタンドの上の部分が完成。同じものを2つ作ります。

裏返す

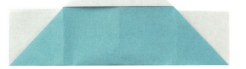

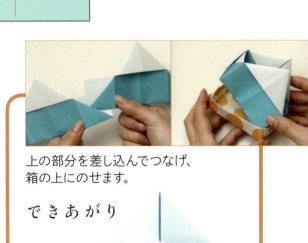

3章 ● 役立つ | 105

うさぎのカードスタンド 中級

メッセージカードや
お気に入りの写真を立てても使えます。

紙のサイズ
15cm × 15cm　1枚

仕上がりサイズ
約7.5cm × 6cm

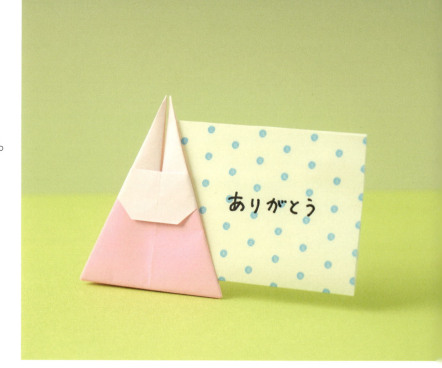

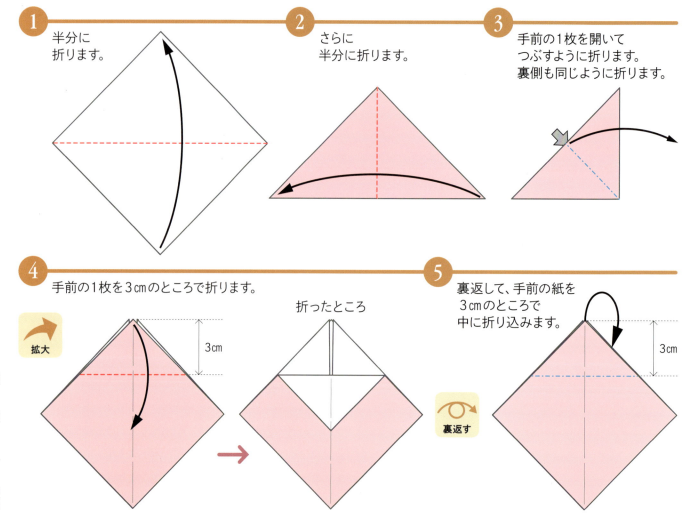

1 半分に折ります。

2 さらに半分に折ります。

3 手前の1枚を開いてつぶすように折ります。裏側も同じように折ります。

4 手前の1枚を3cmのところで折ります。

折ったところ

5 裏返して、手前の紙を3cmのところで中に折り込みます。

6
2枚いっしょに
真ん中に合わせて折ります。

7
手前の紙を広げます。

8
手前の紙との間に
折って差し込みます。

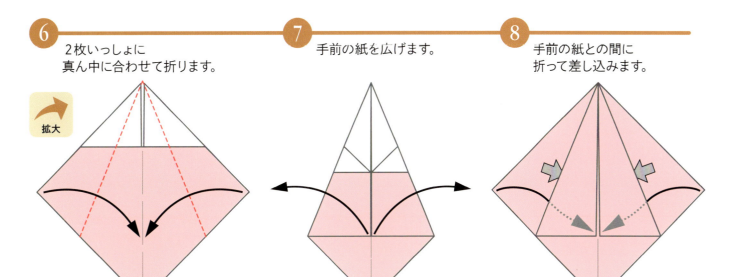

9
点線で折ります。

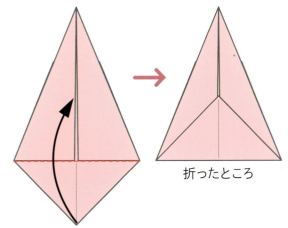

折ったところ

10
裏返して、角を内側に折ります。

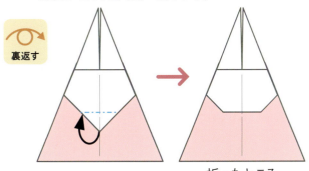

折ったところ

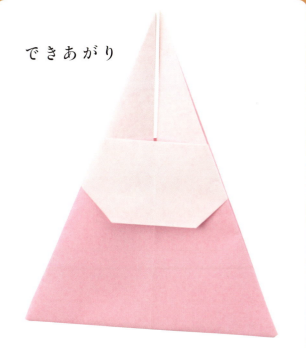

できあがり

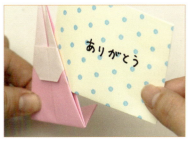

紙の間に
カードなどを
差し込んで
使います。

3章 ● 役立つ

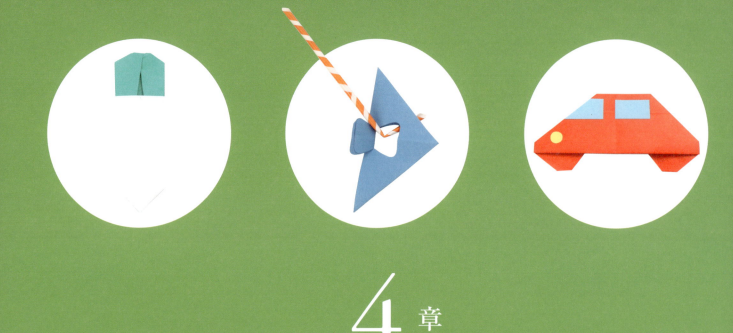

4章

遊ぶ

幼いとき、ふうせんや鶴、手裏剣を作って遊んだ記憶はないですか。
昔のことを思い出しながら折ることが、脳を刺激します。
指人形や魚つりなど、
子どもさんといっしょに遊べる作品も紹介しています。
みんなで折って遊べば、楽しいひとときになります。

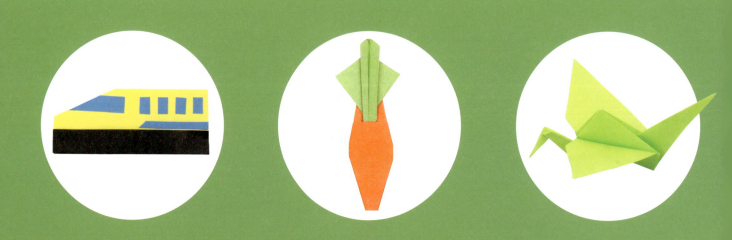

昔ながらの鶴やふうせんは
千代紙などを使っても素敵です。

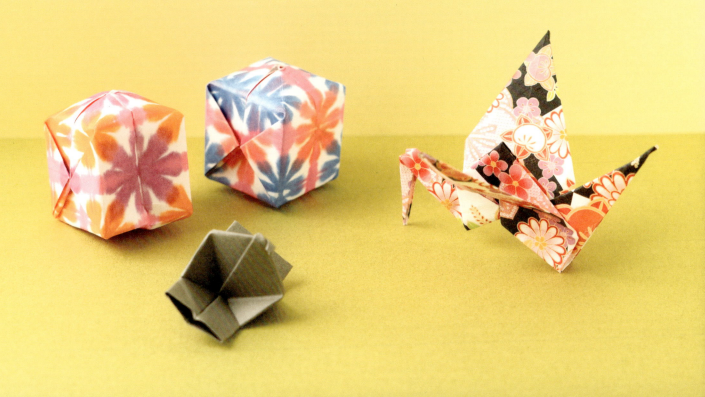

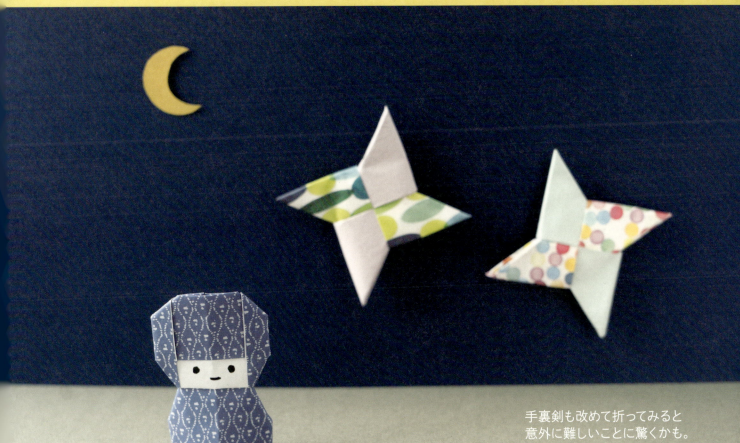

手裏剣も改めて折ってみると
意外に難しいことに驚くかも。

指人形

忍者の指人形です。
好きな表情を描いて遊んでも
楽しいですね。

中級

紙のサイズ
15cm × 15cm ● 1枚
仕上がりサイズ
約7.5cm × 4.5cm

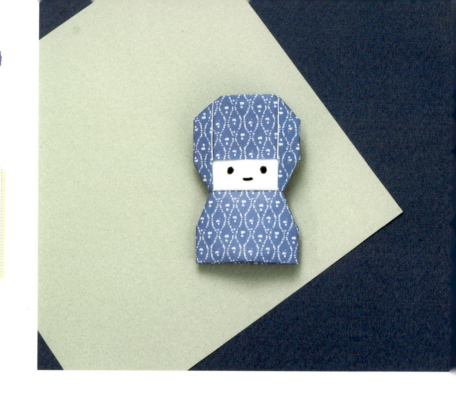

1
縦、横半分に
折りすじをつけます。

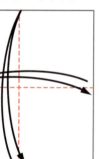

2
上から2.5cmのところを
折ります。

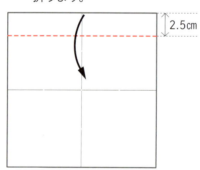

3
真ん中の折りすじから1cmずつあけて、
左右を折ります。

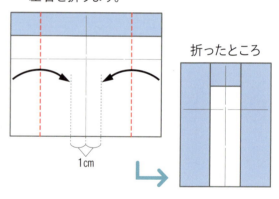

折ったところ

4
①でつけた折りすじまで折ります。

拡大

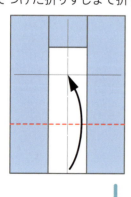

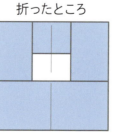

折ったところ

5
裏返して、左右を真ん中まで折ります。

裏返す

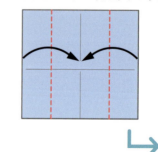

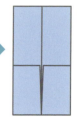

折ったところ

6
裏返して、図のように折ります。

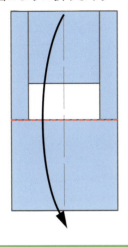

7
1cmで折り返します。

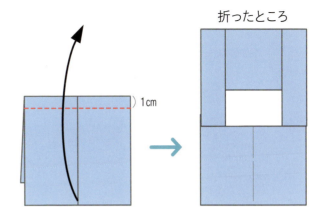

折ったところ

8
裏返して、
★の角をななめに折りながら
つぶすように折ります。

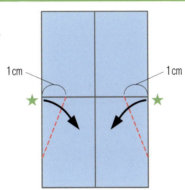
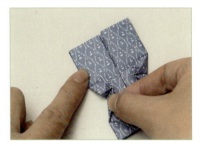

折っているところ

9
上の左右の角を
少し折ります。

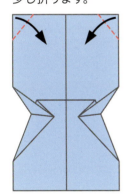

できあがり
顔を描いてみましょう。

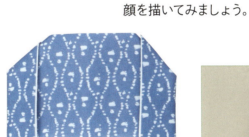
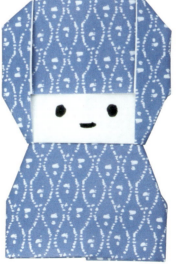
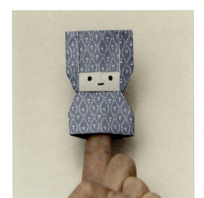

体に指を入れて遊びます。
頭の角を折らないと
おこそ頭巾風に。

4章 ● 遊ぶ | 111

魚つり

色とりどりの魚を作って、
魚つり遊びを楽しみましょう。

初級

紙のサイズ
魚：15cm×15cm　1枚
つりざお：15cm×15cm　1枚

仕上がりサイズ
魚：約14.5cm×9.5cm
つりざお：約21cm×1cm

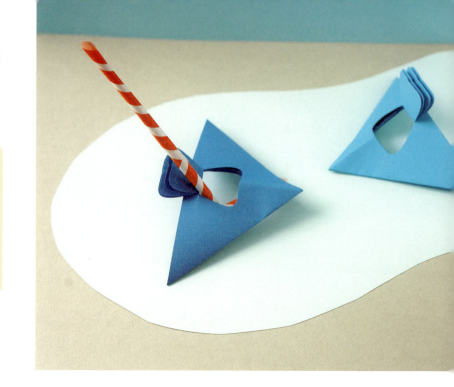

魚

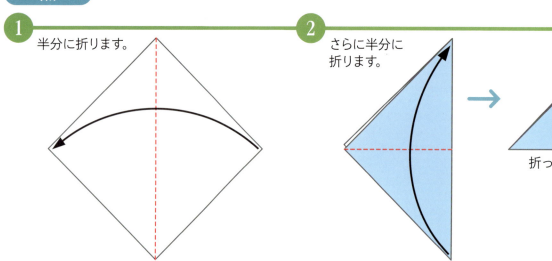

1 半分に折ります。

2 さらに半分に折ります。 → 折ったところ

3 さらに半分に折ります。 回転 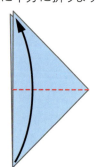 拡大

4 図のように切り込みを入れます。

ポイント
切り方を変えることでヒレの形を変えられます。

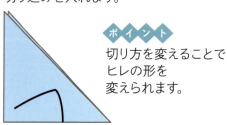

5 うしろの2枚を開きます。

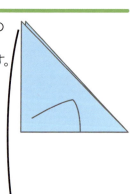

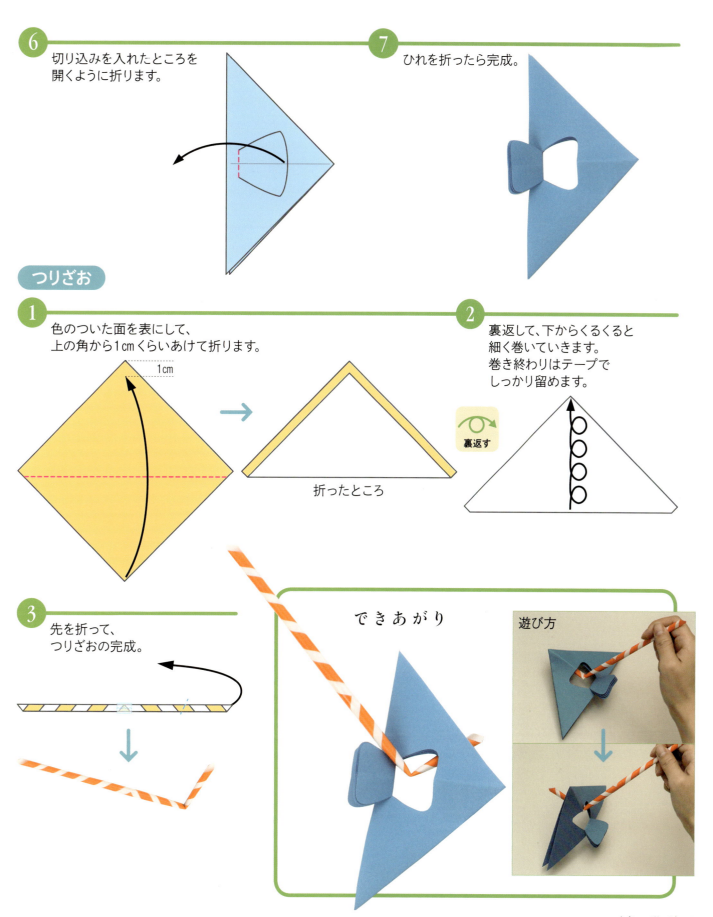

乗り物2種

乗り物の折り紙はワクワクしますね。
子どもといっしょに折ると
盛り上がります。

紙のサイズ
新幹線：15cm×15cm　1枚
車：15cm×15cm　1枚

仕上がりサイズ
新幹線：約6.5cm×15cm
車：約5.5cm×15cm

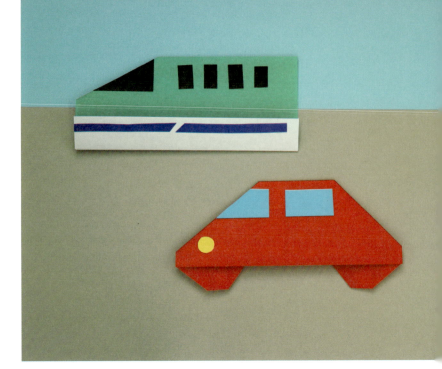

新幹線

1 下から2cm折ります。

2 上下の向きを変えて裏返し、半分に折ります。

折ったところ

3 裏返して、向きを変えます。

4 角をななめうしろに折ります。

できあがり
窓や模様を色紙で貼るとかっこよくなります。

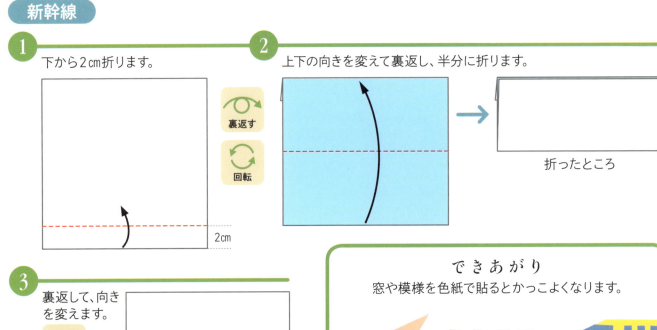

いろんな種類の
電車を作ってみましょう。
重ねて着せ替え遊びが
できます。

車

1 縦、横半分に折りすじをつけます。

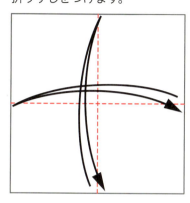

2 真ん中に合わせて折ります。

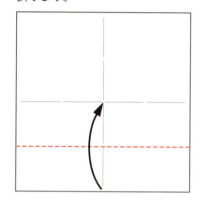

3 真ん中からななめに折ります。このとき左右の角の少し上（5mm）で折ります。ここがタイヤになります。

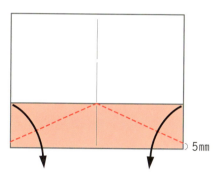

4 角を少し折ります。

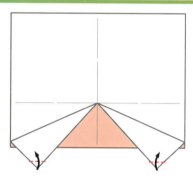

5 上の辺をふちに合わせて折ります。

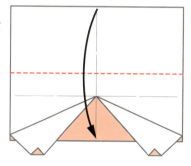

6 図のように左右の角を折ります。右側の角（☆）は下のふち（★）に合わせます。

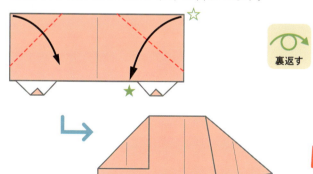

折ったところ

裏返す

できあがり
窓やライトなどを色紙で作って貼りましょう。

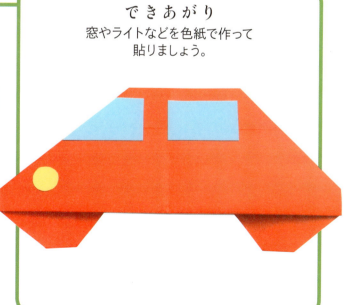

ぱっちんカメラ (伝承) 中級

昔作って遊んだことを
思い出しながら折ってみましょう。

紙のサイズ
15cm × 15cm ● 1枚
仕上がりサイズ
約4.5cm × 7.5cm

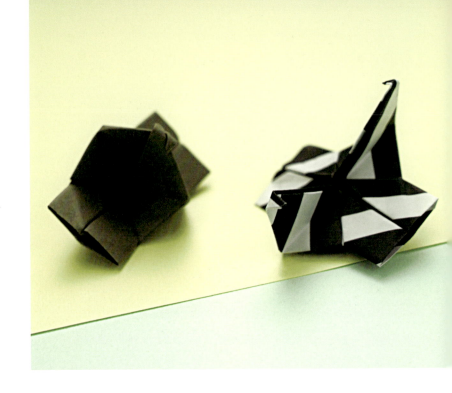

1
十字に折りすじをつけます。

2
4つの角を中心に合わせて折ります。

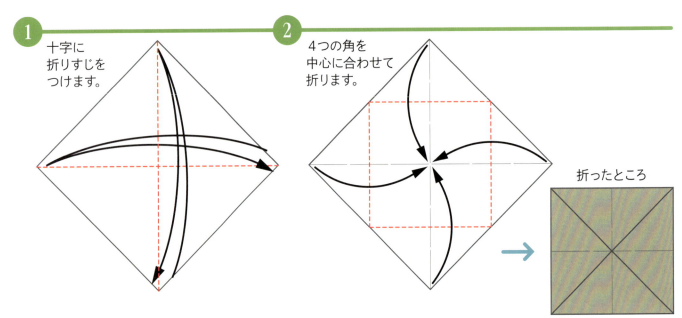

折ったところ

3
裏返して、角を中心に合わせて折ります。

 裏返す

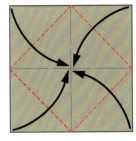

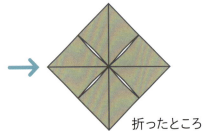

折ったところ

4
裏返して、角を中心に合わせて、折りすじをつけます。

 裏返す

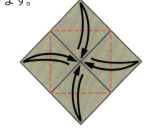

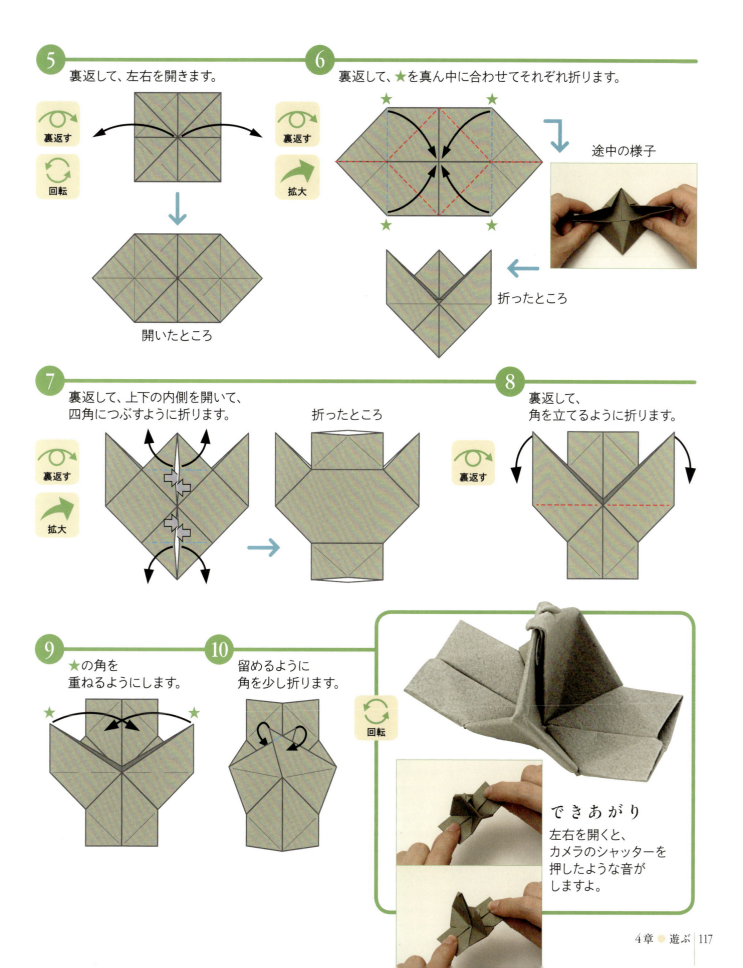

ふうせん (伝承) 中級

ふくらませたら、
ぽんぽんと手のひらではずませて
遊べます。

紙のサイズ
15cm × 15cm ● 1枚
仕上がりサイズ
約4cm × 4cm

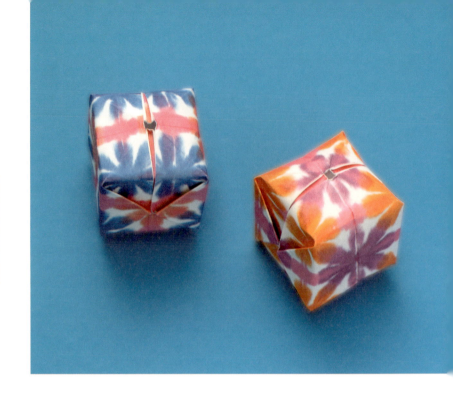

1
半分に折ります。

2
さらに半分に折ります。

3
手前の1枚を開いて
つぶすように折ります。

折ったところ

4
裏返して、反対側も同じように開いて
つぶすように折ります。

裏返す

5
手前の1枚を真ん中に合わせて折ります。

折ったところ

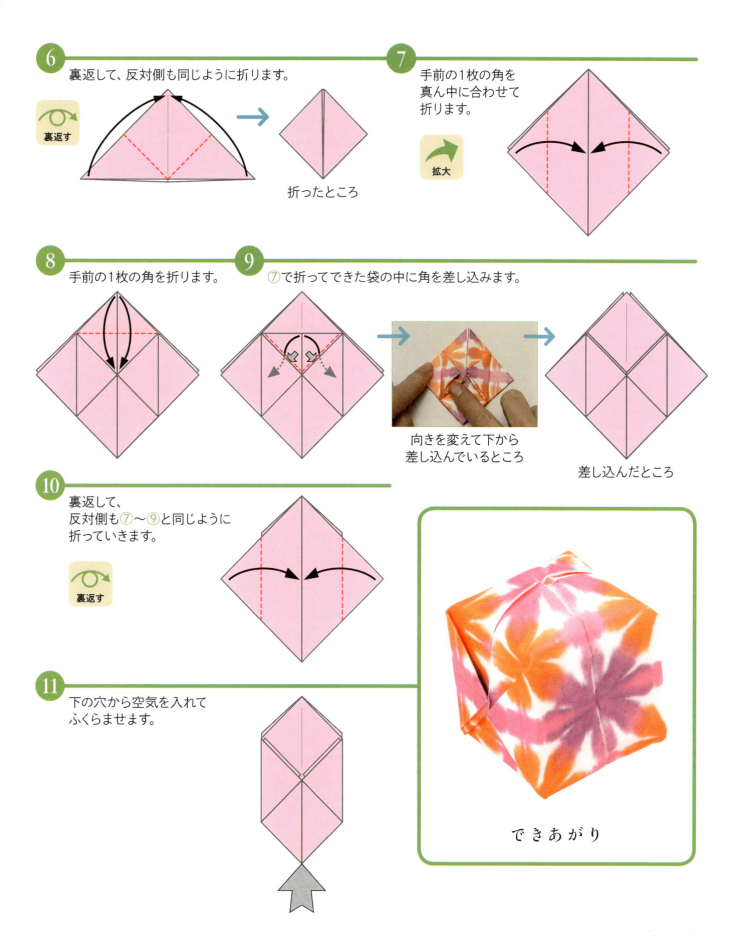

手裏剣（伝承） 中級

2つのパーツを組み合わせて作ります。
忍者になった気分で飛ばして遊びましょう。

紙のサイズ
15cm × 15cm　2枚
仕上がりサイズ
約8.5cm × 8.5cm

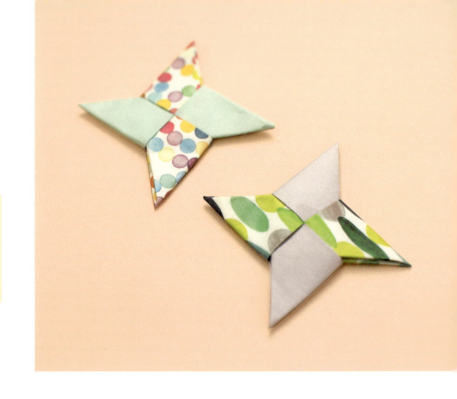

1
縦、横半分に折りすじをつけます。

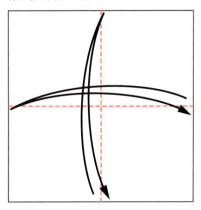

2
真ん中に合わせて折ります。

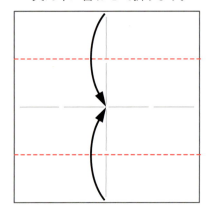

3
半分に折ります。

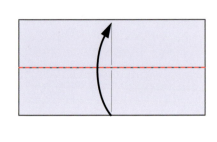

パーツ1

4
★の角を下に、
☆の角を上に合わせて
折ります。

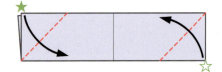

5
真ん中に向かって
☆と☆、★と★が合うように
折ります。

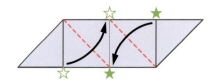

6
パーツ1の
できあがり。

拡大

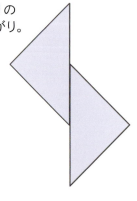

パーツ2 P.120の❶～❸まで同じ手順で折ります。

4
★の角を上に、☆の角を下に合わせて折ります。

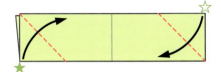

5
真ん中に向かって☆と☆、★と★が合うように折ります。

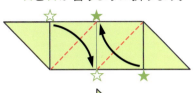

折ったところ

裏返す

回転

拡大

6
裏返して、パーツ2のできあがり。

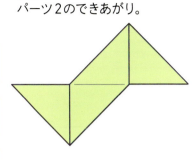

組み合わせ方

1
パーツ2の上にパーツ1を十字になるように重ねます。

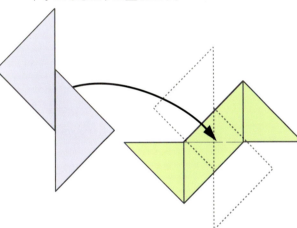

2
パーツ2の角を折り、パーツ1の袋に差し込みます。

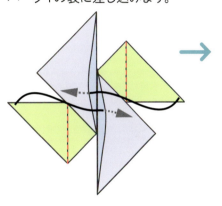

差し込んだところ

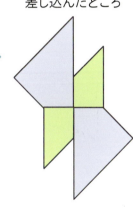

3
裏返して、パーツ1の角も同じように、パーツ2の袋に差し込みます。

裏返す

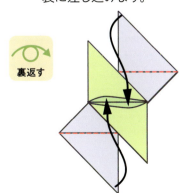

差し込んでいるところ

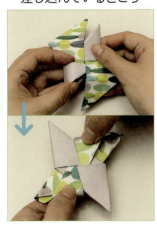

できあがり

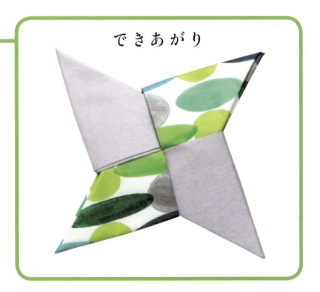

4章 ● 遊ぶ | 121

はばたく鶴 (伝承) 中級

尾を引っ張ったり戻したりすると、羽がはばたきます。

紙のサイズ
15cm × 15cm　1枚
仕上がりサイズ
約9cm × 11cm

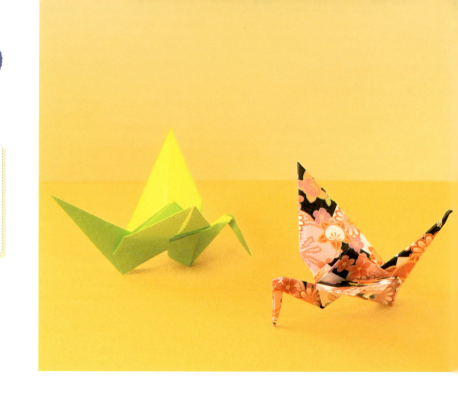

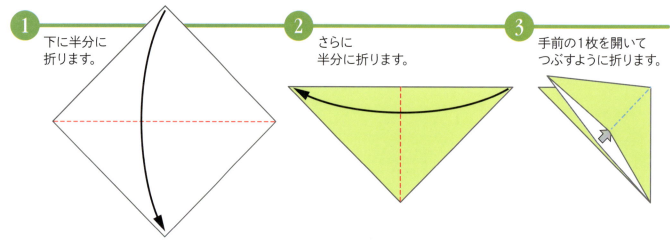

1. 下に半分に折ります。
2. さらに半分に折ります。
3. 手前の1枚を開いてつぶすように折ります。

拡大

4. 同じように裏側も開いてつぶすように折ります。

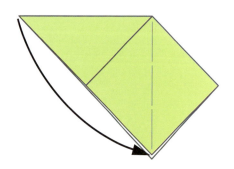

5. 点線で折りすじをつけてから、下から開いてつぶすように折ります。

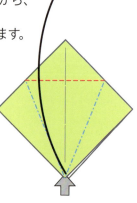

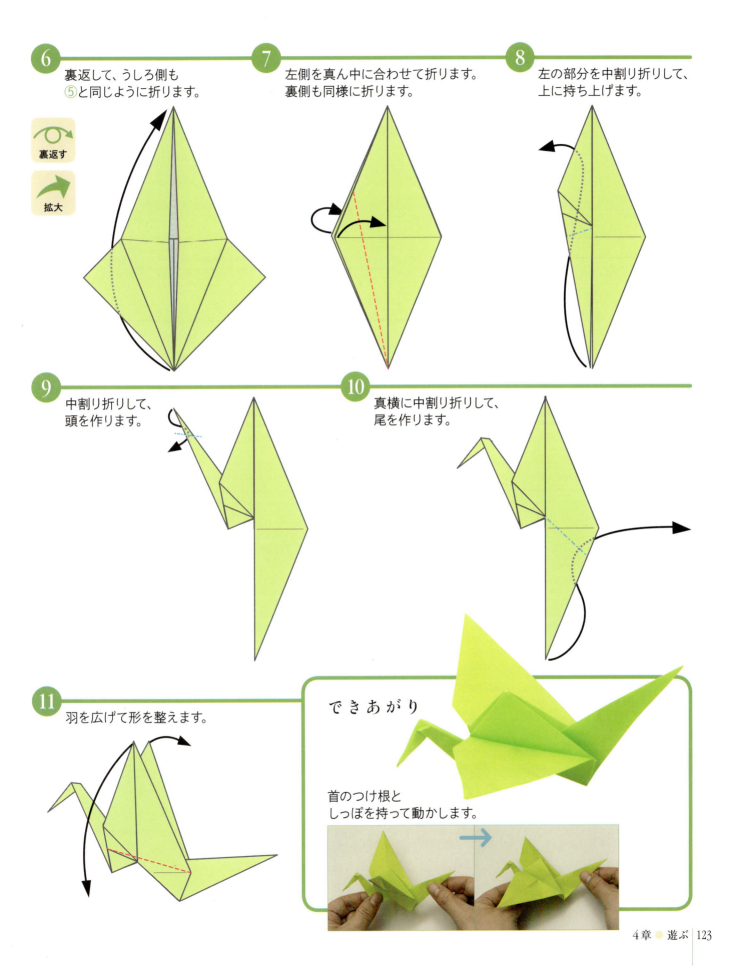

野菜3種 中級

おままごとで遊んだり、
うしろにマグネットをつけて
使ってもいいですね。

紙のサイズ
大根：15cm×15cm　1枚
にんじん：15cm×15cm　1枚
ミニトマト：7.5cm×7.5cm　1枚

仕上がりサイズ
大根：約8cm×2.5cm
にんじん：約10cm×2.5cm
ミニトマト：約2.5cm×3.5cm

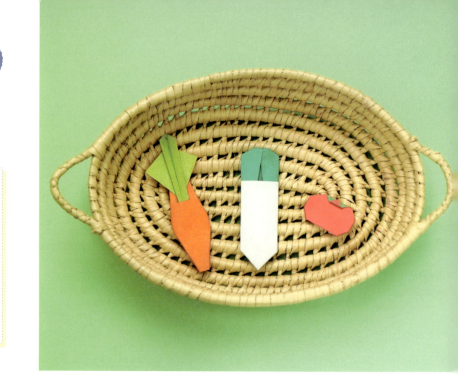

大根

1 半分に切ります。1枚だけ使います。

2 色のついた面を上にして、下から6cmのところに折りすじをつけます。

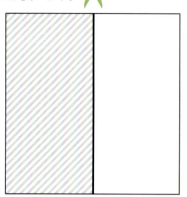

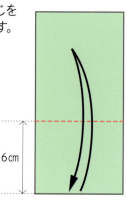

3 上の部分だけ半分に折りすじをつけます。

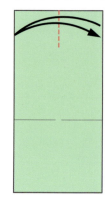

4 折りすじを結んだ線で折ります。

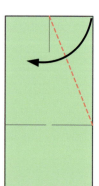

5 点線で折ります。

折ったところ

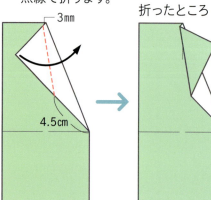

6 反対側も④、⑤と同じように折ります。

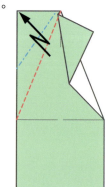

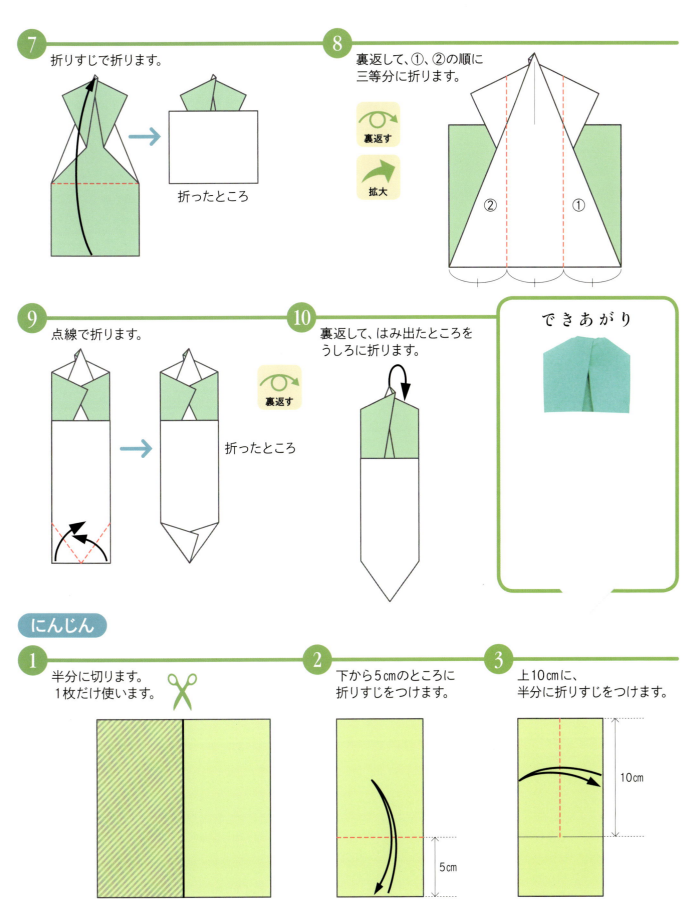

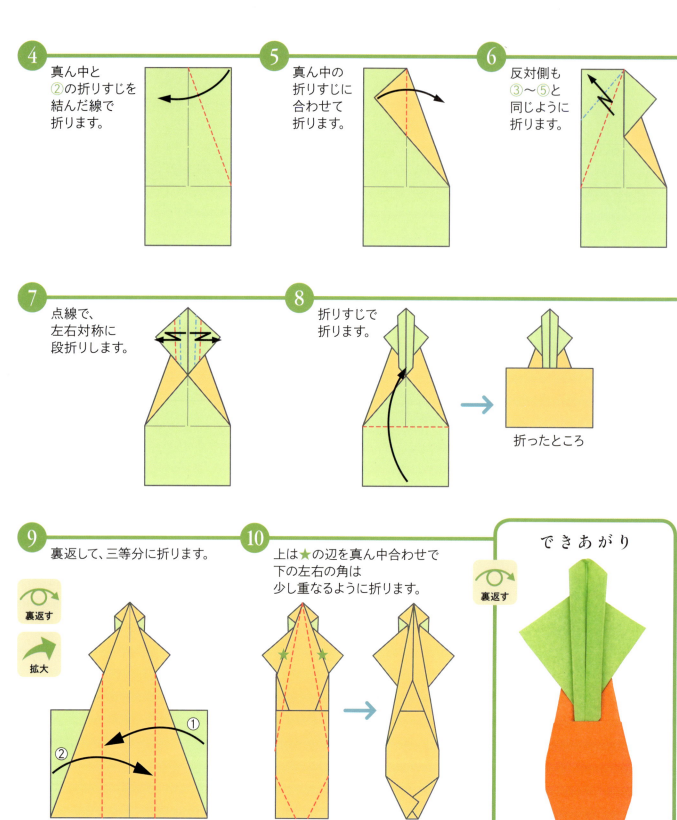

ミニトマト

1 下に半分に折ります。

2 角がはみ出るように、2枚いっしょに3cm折ります。

3 手前の1枚を内側へ折り込みます。

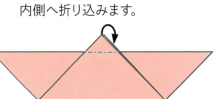

4 3分の1のところで折ります。

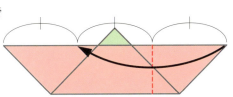

5 左側を角に合わせて折ります。

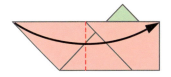

6 角を4カ所、少し折ります。

拡大

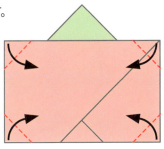

裏返す

7 裏返して、角を折ります。

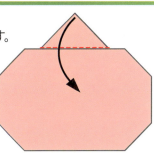

8 さらに半分に折ります。

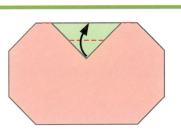

できあがり

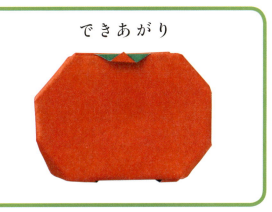

4章 ● 遊ぶ | 127

監修
工藤千秋 くどうちあき

1958年長野県下諏訪町生まれ。
85年島根医科大学医学部（現：島根大学医学部）卒業、
東邦大学医学部大学院、鹿児島市立病院、
英国バーミンガム大学脳神経外科留学などを経て、
2001年くどうちあき脳神経外科クリニック開院。
脳神経外科専門医であるとともに、認知症認定医・指導医。
現在は認知症治療に情熱を傾け、
心に迫る医療を施すことを信条とする。
漢方薬処方にも精通し、
日本アロマセラピー学会認定医でもある。
くどうちあき脳神経外科クリニック
http://www.kudohchiaki.com

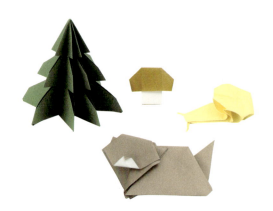

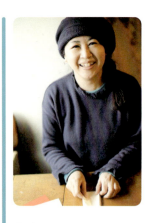

著者
石川眞理子 いしかわ☆まりこ

千葉県生まれの造形作家。
おもちゃメーカーにて開発・デザインを担当後、
映像制作会社で幼児向けビデオの制作や、
NHK「つくってあそぼ」の造形スタッフを務める。
現在はEテレ「ノージーのひらめき工房」の
工作の監修（アイデア、制作）を担当中。
折り紙、工作、手芸、パペットなど、
子どもや親子、女性向けの作品を中心に、
子ども心を大切にした作品をジャンル問わずに発表している。
親子向けや指導者向けのワークショップも開催中。
著書に『オシャレでかわいい 折りメモ手紙』（玄光社）、
『暮らしの小さな紙雑貨 実用おりがみ』
『大人かわいい かんたん実用おりがみ』（メイツ出版）、
『5回で折れる 季節と行事のおりがみ［はる、なつ、あき、ふゆ］』
（汐文社）など多数。

STAFF

ブックデザイン ◆ 野田明果
撮影 ◆ 大崎 聡
スタイリング ◆ 露木 藍
折り図、イラスト ◆ もぐらぽけっと
校正 ◆ 鈴木優美
DTP ◆ センターメディア
構成・編集協力 ◆ 円谷直子

撮影協力 ◆ 中村文具店 http://nakamura-bungu.com
　　　　　　カミイソ産商株式会社
　　　　　　AWABEES 03-5786-1600
　　　　　　UTUWA 03-6447-0070

脳がいきいき元気になる
大人の折り紙

2019年7月10日　第1刷発行
2019年11月10日　第2刷発行

監修者　工藤千秋
著　者　石川眞理子
発行者　永岡純一
発行所　株式会社永岡書店
　　　　〒176-8518 東京都練馬区豊玉上1-7-14
　　　　電話 03-3992-5155（代表）
　　　　　　 03-3992-7191（編集）
印　刷　大日本印刷
製　本　ヤマナカ製本

落丁本・乱丁本はお取替えいたします。
本書の無断複写・複製・転載を禁じます。
ISBN978-4-522-43686-8 C2076